DE LA

FIÈVRE PUERPÉRALE,

ÉPIDÉMIE OBSERVÉE EN 1854,

A LA MATERNITÉ DE PARIS.

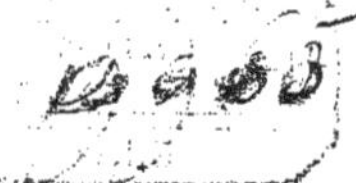

RIGNOUX, IMPRIMEUR DE LA FACULTÉ DE MÉDECINE,
rue Monsieur-le-Prince, 31.

DE LA
FIÈVRE PUERPÉRALE,

ÉPIDÉMIE OBSERVÉE EN 1854,

A LA MATERNITÉ DE PARIS;

PAR

AMÉDÉE CHARRIER,

Docteur en Médecine de la Faculté de Paris,
Interne des Hôpitaux et de la Maison d'Accouchements de Paris (Maternité),
Lauréat de la Faculté de Médecine de Paris
(Prix Montyon, Médaille d'Or, 1855),
Membre de la Société Anatomique.

PARIS.

LABÉ, ÉDITEUR, LIBRAIRE DE LA FACULTÉ DE MÉDECINE,
place de l'École-de-Médecine.

1855

DE LA

FIÈVRE PUERPÉRALE,

ÉPIDÉMIE OBSERVÉE EN 1854,

A LA MATERNITÉ DE PARIS (1).

> In malignis, anima obliviscitur ac desipit;
> neque deinceps nec tuetur, nec vigilat.
>
> (STAHL.)

Aucune maladie, dans le cadre nosologique, n'a soulevé plus d'opinions contradictoires, donné lieu à des théories plus contraires, plus dissemblables, que la fièvre puerpérale. De nombreux travaux, des monographies très-bien faites, ont été publiés sur cet intéressant sujet ; et si les efforts des observateurs n'ont pas été couronnés de succès, soit pour traiter la maladie, soit pour la localiser, il ne faut pas s'en prendre aux médecins, mais bien à la difficulté immense de découvrir la nature intime d'un génie épidémique quelconque.

L'esprit humain ne progresse que lentement, et ce n'est qu'à la suite d'incessants labeurs, de continuelles observations, de tentatives répétées et souvent infructueuses, qu'on peut arriver à la vérité. Nous n'avons, en faisant ce mémoire, certainement pas la prétention de trancher la question et de dire le dernier mot sur les épidémies de fièvre puerpérale qui déciment les femmes en couches ; mais nous croyons de notre devoir de dire ce que nous avons

---

(1) Ce mémoire a été couronné par la Faculté de Médecine de Paris, qui lui a décerné le prix Montyon (médaille d'or, 1855).

été à même d'observer dans l'épidémie qui a sévi à la Maternité en 1854 à deux reprises différentes.

Nous pensons que, si chaque médecin placé sur un théâtre quelconque, où il puisse observer quelques faits importants, avait eu le courage et la volonté de publier, sans idées préconçues, les cas dont il a été le témoin, d'autres plus heureux pourraient colliger les faits, les comparer entre eux, en tirer des déductions utiles, et souvent même faire l'histoire complète d'une maladie. C'est, du reste, ce que faisaient les anciens avec une rare sagacité et une persévérance digne d'éloges ; voyez les écrits de Stoll, de Morgagni, de Sydenham, de Torti, de Zimmermann, etc. etc... Ils décrivaient avec un soin extrême toutes les phases, toutes les métamorphoses d'une épidémie, et ils faisaient la plus grande attention aux influences saisonnières, aux circumfusa, et surtout au génie épidémique régnant. Souvent on trouve, dans toutes ces données générales, jointes à l'étude particulière des tempéraments des malades, de précieuses indications thérapeutiques. Ce n'est qu'à ces observations précieusement recueillies, qu'à ces faits savamment interprétés, qu'à la connaissance exacte de la constitution régnante, que quelques médecins ont dû des succès, qui tiennent quelquefois du prodige, dans le traitement des maladies les plus graves et les plus promptement mortelles.

Deux opinions principales sont en présence ; car nous ne discuterons pas ici l'opinion de Doublet, qui voulait que la fièvre puerpérale fût causée par la métastase laiteuse, opinion, du reste, partagée par Willis, ni celle de Mercatus, d'Hoffmann, et tant d'autres, qui attribuaient tous les phénomènes morbides à la suppression des lochies. La fièvre puerpérale est-elle une fièvre ? une entité morbide, un être à part, comme le typhus, la peste, le choléra, qui préexiste à toute altération, à toute manifestation pathologique, et qui n'est que la cause des lésions si diverses que le scalpel nous montre, mais qu'il est aussi quelquefois impuissant à découvrir ? ou bien n'est-ce qu'une péritonite puerpérale épidémique, comme le prétendent Gordon (*A treatise on the epidemic puerperal fever of Aberdeen*; London, 1795), Gardien (1824), Baudelocque (1830, dans son *Traité de la péritonite puerpérale*)? Des auteurs veulent que ce ne soit qu'une phlébite, qu'une lymphangite utérine; d'autres, parmi lesquels nous devons citer MM. Voillemier et Bouchut, qu'une pyoémie, qu'une diathèse purulente; mais ce n'est, selon nous, qu'éloigner la cause première; ce n'est que rejeter plus loin l'origine de la maladie, car on peut toujours s'adresser cette question : Quelle est la cause de cette pyoémie, de cette pyogénie? Le pus que l'on trouve, dans certains cas, dans plusieurs organes à la fois, sous quelle influence s'est-il développé? d'où vient-il? Tantôt il n'y a pas de lésions dans l'abdomen; la phlébite, la lymphangite utérine, n'existent pas; tantôt il n'y a de lésions dans aucun organe; le sang alors serait-il seul altéré dans sa composition, dans ses principes; mais alors sous quelle influence? Ce n'est pas trancher la question, ce n'est que reculer les limites, et nous aimons beaucoup mieux nous ranger à l'avis de M. le professeur P. Dubois, qui croit à l'existence d'une fièvre puerpérale, d'une entité morbide qui règne quelquefois endémiquement, le plus souvent épidémiquement, et qui, si elle a des manifestations très-diverses, n'en a pas moins un cachet particulier, spécial, presque constant, la production du pus par les membranes séreuses.

La fièvre typhoïde peut être comparée à la fièvre puerpérale. En effet, elle préexiste à la manifestation des symptômes; comme elle, elle donne lieu à des phénomènes divers qui ont un cachet qui leur est propre; comme elle, elle se complique souvent de gangrènes partielles; comme elle aussi, elle revêt le caractère de la constitution médicale régnante. C'est ce que nous essayerons de prouver dans le cours de ce travail.

Cette influence du climat n'a pas été étudiée avec assez de soin, et l'idée que la fièvre puerpérale est une inflammation a trop dominé la thérapeutique. C'est que souvent on a confondu des épidémies de fièvre puerpérale avec des péritonites puerpérales; ce qui est tout à fait différent, et alors il n'est pas étonnant que, dans ces derniers cas, le traitement antiphlogistique ait eu plein succès, car

alors on avait affaire à une inflammation franche qui s'était déve-
loppée en dehors de toute infection générale.

Chaque année, chaque saison apporte des modifications très-
grandes dans la forme des maladies, dans leur nature. Pourquoi des
épidémies de grippe, de choléra? Pourquoi aussi ces épidémies ne
sont-elles pas toujours les mêmes, et que tantôt elles revêtent la
forme inflammatoire, la forme ataxique ou adynamique? Dira-t-on
que ce n'est pas la même maladie? Non, la maladie est la même;
mais elle subit dans sa genèse, dans son. *habitus*, les modifications
que lui imprime la constitution médicale régnante.

Quelquefois aussi telle ou telle partie de l'organisme est plus souvent affectée qu'une autre : ainsi dans Stoll (1776), nous lisons le récit
d'une épidémie de fièvre bilieuse qui se compliqua, vers la fin, de
pleurésie ; pleurésie qui eut la forme bilieuse. Ce sont des faits pareils que nous trouvons consignés dans les ouvrages des anciens auteurs et que nous ne retrouvons pas assez dans les écrits modernes.

En lisant avec soin les travaux de MM. Tonnellé, Nonat, Duplay,
Ducrest, nous n'avons pas trouvé que la pleurésie purulente existât
seule, elle n'est notée que comme épiphénomène, mais non comme
lésion primitive. M. Alex. Moreau parle d'altérations semblables
(th. inaug., 1844); MM. Bidault et Arnoult signalent des pleurésies,
mais toujours comme lésions concomitantes et consécutives à la péritonite. Suivant M. Tessier, ce serait le poumon et non la plèvre
qui aurait été le siége d'altérations. Dans d'autres auteurs, on voit
que le système lymphatique a été seul atteint. Tout ceci doit être
parfaitement vrai, puisque ce sont des observateurs très-distingués
et très-érudits qui l'ont écrit, mais ceci prouve que chaque épidémie
a son génie propre, ses altérations spéciales.

La fièvre puerpérale, comme le typhus, est infectieuse, très-rapidement mortelle, et a comme lui des.formes très-variées. Ne voyons-
nous pas dans les hôpitaux des changements très-rapides survenir
dans la forme de ces maladies? Quelquefois les eschares gangréneuses sont les seules manifestations de la fièvre puerpérale ; d'au-

tres fois c'est la suppuration spontanée des veines, d'autres fois des lymphatiques; tantôt les intestins ont des lésions toutes particulières, ainsi que l'a consigné M. Lasserre dans sa thèse inaugurale, 1842, comme nous l'avons nous-même observé.

La marche de l'épidémie de 1854 a été celle-ci : pendant les quatre premiers mois de l'année, les lésions abdominales ont été de beaucoup les plus considérables ; pendant deux mois ensuite, les eschares gangréneuses ont accompagné les phénomènes du côté du ventre, puis il y eut une espèce de trêve pendant un mois.

Enfin, vers le milieu de septembre, les manifestations du côté de la poitrine sont devenues de plus en plus fréquentes, à tel point que la pleurésie simple ou double a été la règle, et la péritonite l'exception.

Dans le mois d'octobre, où l'épidémie a atteint son maximum d'intensité, puisque sur 61 malades soignés dans les infirmeries, 42 succombèrent, nous avons trouvé 15 fois pleurésie purulente double, 11 fois pleurésie purulente simple, 6 fois la pleurésie a coïncidé avec la péritonite, 4 fois la péritonite a existé seule, et 6 fois la pleurésie a été antérieure à la péritonite.

Tout le monde sait combien la pleurésie purulente est rare, et cependant, dans cette épidémie, cette lésion a été la lésion la plus constante, la lésion type, puisque dans la plupart des cas la péritonite a manqué, et que dans ceux où elle a existé, sauf quatre cas, ça été concurremment avec la pleurésie ou après l'invasion de la pleurésie, alors qu'une plèvre ou les deux plèvres contenaient déjà un vaste épanchement séro-purulent. C'est donc là, comme on le voit, la lésion dominante de toute cette seconde phase de l'épidémie de fièvre puerpérale en 1854. Dans le mois où elle est arrivée à son apogée, c'est-à-dire au mois d'octobre, 61 femmes entrèrent à l'infirmerie, 42 succombèrent ; la proportion des décès a donc un peu plus de 2 sur 3 ; mais, vers le 10 octobre, presque toutes les femmes qui furent atteintes le 11, le 12 et le 13 octobre, succombèrent : sur 13, 10 moururent dans l'espace de huit heures à deux ou trois jours.

Mais, objectera-t-on, cette épidémie n'est pas une épidémie de fièvre puerpérale ; c'est une simple coïncidence, c'est une épidémie de pleurésie qui est survenue à la suite des couches, et qui n'était qu'un phénomène surajouté à l'état puerpéral, au *puerperium*. A cela nous répondrons que la pleurésie purulente est très-rare ; qu'elle ne parcourt pas toutes ses périodes en huit heures, en vingt-quatre heures, en deux ou trois jours ; qu'elle est toujours de plus longue durée, douze, quinze, vingt, trente jours et même plus, et enfin qu'elle ne s'accompagne pas, au début, de phénomènes ataxiques ou adynamiques, comme dans l'épidémie que nous avons observée. Ensuite il y a une réponse bien plus péremptoire, selon nous, qui prouvera que cette épidémie était bien une épidémie de fièvre puerpérale, à forme pectorale, pleurétique, si je puis le dire, et la voici : des cas de maladies communiquées de la mère à l'enfant pendant la grossesse sont des faits que personne ne pourra contester ; une femme syphilitique pourra donner naissance à un enfant syphilitique, une femme varioleuse à un enfant variolé ; mais il y a des faits qui sont maintenant du domaine de la science et qui sont bien plus extraordinaires : telle, par exemple, l'observation rapportée par M. Gérardin, d'une femme qui, dans les derniers temps de sa grossesse, avait été visiter sa sœur à l'hôpital. Dans la salle où se trouvait cette malade, existait une seule variole ; la mère n'eut rien, et l'enfant naquit avec des pustules varioliques. Mon collègue et ami, M. Lorain, a trouvé souvent des péritonites chez des fœtus qui étaient nés de femmes qui ne furent atteintes que plus tard de la péritonite puerpérale ou qui même en étaient complétement exemptes. Nous avons pu nous-même vérifier l'exactitude de ces faits, car plusieurs fœtus nous ont offert ces lésions. Mais comment expliquer des faits pareils, si ce n'est par ce génie épidémique, qui, s'inspirant de la constitution régnante, imprime partout son cachet indélébile, et frappe pendant un certain laps de temps toujours de la même manière.

Pendant les six premiers mois de 1854, nous avons trouvé des péritonites chez des fœtus ; c'était la forme abdominale qui régnait, ainsi que pendant l'année 1853. Pendant les trois derniers mois, nous avons trouvé quelques pleurésies ; c'était la forme pectorale qui régnait alors.

Cette forme pectorale n'avait pas passé inaperçue à tous les observateurs, car le médecin anglais Leake dit *qu'il est tenté de croire que la pleurésie est plus fréquente que la péritonite dans les épidémies de fièvre puerpérale.* C'était donc un fait déjà constaté que les épanchements pleurétiques à la suite des couches. Quant aux pleurésies chez le fœtus, M. Cruveilhier, dans son *Anatomie pathologique,* en parle dans une note ainsi conçue, à propos des adhésions des membranes séreuses, p. 292, t. 1 : «J'ai eu trop occasion, à la Maternité, de voir des pleurésies, des péricardites, des péritonites, sur des fœtus à terme, pour révoquer en doute la possibilité des adhésions congénitales des membrases séreuses. »

Ce professeur a donc observé des pleurésies chez le fœtus, seulement il ne dit pas dans quelles circonstances, si c'était ou non en temps d'épidémie. Nous avons trouvé moins d'épanchements thoraciques que d'épanchements abdominaux, pour deux raisons principales : d'abord, parce que les pleurésies sont moins fréquentes que les péritonites, et qu'ensuite l'épidémie de pleurésie que nous avons observée n'a guère duré que six semaines, du 17 septembre au 25 octobre 1854.

Pour les femmes, des raisons anatomiques doivent habituellement rendre les péritonites plus fréquentes. En effet, le péritoine est en contact immédiat avec l'utérus et ses annexes. Ces organes, pendant toute la grossesse, sont dans un état de suractivité vitale continuelle ; pendant l'accouchement, ils sont les agents actifs de l'expulsion du fœtus ; après l'accouchement, il y a une lésion qui ne manque jamais, la déchirure des vaisseaux utéro-placentaires dans la délivrance. C'est donc un état demi-pathologique qui doit prédisposer ces organes à subir facilement les influences morbides. L'élément

inflammatoire se traduit par des métro-péritonites, des métro-ova-
rites simples. Alors on voit la fièvre prendre tous les caractères
d'une inflammation franche; la face est vultueuse, congestionnée;
le pouls est plein, dur, au début surtout, et les accidents peuvent
acquérir un haut degré d'intensité, sans présenter ni cet état spécial d'adynamie, ni cet état de fièvre rémittente, qui est particulier
à la fièvre puerpérale. On ne peut mieux comparer cet état fébrile
tout particulier, à forme rémittente, qu'à ces fièvres intermittentes à
forme bilieuse et pernicieuse, dont les abcès sont subintrants, et qui
plongent les malades dans un état d'adynamie tellement grande,
que l'on craint que la mort n'arrive pendant l'accès.

Mais pour bien comprendre ce point de doctrine qui différencie
la fièvre puerpérale de la métro-péritonite, il faut bien connaître en
quoi consiste ce que l'on appelle *état puerpéral, puerperium*, dans
ses conditions physiologiques; puis quels sont les états pathologiques qui surviennent et qui retentissent sur l'organisme entier.

Chez toutes les femmes en couches, lors même que la parturition
s'accomplit régulièrement et que les suites en sont heureuses, il se
crée un état intermédiaire, d'une part, à celui qui appartient à la
femme grosse; de l'autre, à la femme revenue à l'état normal. Dans
cette période transitoire, on voit se produire des sueurs insolites et
abondantes, des évacuations diarrhéiques assez prononcées, des
urines sédimenteuses, un état général de faiblesse, une teinte blafarde de la peau comme chez les sujets œdématiés; il se fait aussi
quelquefois des altérations dans la sécrétion des cryptes cutanés, d'où
une couche crasseuse que l'on voit sur la peau; il se fait des altérations dans la sécrétion du pigmentum, d'où résultent ces taches de
pityriasis versicolor que l'on rencontre chez les femmes qui sont en
couches.

Bientôt la sécrétion laiteuse se fait pour disparaître, si elle n'est
entretenue; et s'il arrive des états pathologiques, ils ont plus de
chance de prendre droit de domicile chez la nouvelle accouchée.

Ne peut-on point comparer la femme qui vient de mettre au

monde un enfant, à un blessé qui a une vaste plaie en pleine suppuration? Le décollement du placenta ne se fait pas sans laisser écouler au dehors une sanie assez fétide pour éliminer les restes de la caduque qui proviennent de cette surface dénudée. Tous ces états demi-physiologiques, demi-pathologiques, demandent une certaine dépense de forces et affaiblissent toujours un peu la femme qui vient d'accoucher ; le dégorgement de l'utérus après la délivrance prive toujours l'organisme d'une certaine quantité de sang, et contribue, avec toutes ces causes réunies, à prédisposer le sujet à contracter une maladie quelconque.

Pourquoi ne pas admettre que, sous cette influence, un miasme, un poison, une cause que nous ne pouvons pas connaître, pas plus que celle de la rougeole, de la fièvre typhoïde, de la variole, agisse sur cette femme, et donne lieu à une maladie générale qui est caractérisée par des symptômes propres, spéciaux, tout à fait comme ceux d'une intoxication paludéenne, typhoïque, ou autre ? Pourquoi ne pas admettre cette cause inconnue dans son essence, qui satisfait, selon nous, bien plus l'intelligence, et qui nous rend bien mieux compte de tous les phénomènes qui, partie intégrante d'une même maladie, forment par leur ensemble un tout complet et homogène ?

Il n'est pas besoin d'avoir recours à la phlogose pour expliquer ces épanchements séro-purulents. A la suite des typhus, du choléra, dans la morve, le farcin, ne surviennent-ils pas d'une manière brusque, instantanée, sans que la nécropsie nous découvre la moindre trace de phlogose? C'est aussi ce qui arrive dans la fièvre puerpérale.

Vers la fin de décembre 1853, le choléra se déclara avec une assez grande intensité à Paris. Tous les jours, 30, 40, 50 cholériques, et même plus, entraient dans les hôpitaux, et, comme toujours encore, les maladies qui marchaient de pair avec le fléau revêtaient le type cholériforme. En arrivant à la Maternité, en janvier 1854, nous pûmes constater son influence, car presque toutes les malades avaient des diarrhées plus ou moins intenses, séreuses, quelquefois, mais le plus souvent bilieuses; la fièvre puerpérale alors revêtit la forme abdominale typhoïde qui s'accompagna de diarrhée. Vers le mois de mai, quelques eschares gangréneuses apparurent, et s'accompagnèrent aussi de diarrhée; mais, pendant juin et juillet, la fièvre puerpérale revêtit tout à fait la forme gangréneuse.

Le choléra, vers la mi-septembre, diminuait et en nombre et en intensité, les diarrhées disparurent au moins comme prodrome, seulement il y eut, à cette époque ainsi qu'en octobre, dans tous les hôpitaux de Paris, un nombre insolite de pneumonies et de pleurésies qui revêtirent le type bilieux; le contre-coup s'en fit ressentir à la Maternité : les pleurésies devinrent beaucoup plus fréquentes d'abord, comme phénomène concomitant, puis ensuite comme seule lésion, comme lésion principale et primitive de la fièvre puerpérale, qui, à son tour, imprima son cachet d'adynamie profonde et très-rapidement mortelle.

Dans son excellent article du Dictionnaire en 30 vol. (t. 26, art. *Puerpérale*), M. le professeur Dubois admet trois formes principales de fièvre puerpérale, la forme inflammatoire, la forme bilieuse, la forme typhoïde; c'est, comme on le voit d'après ce que nous venons de dire, et ce que nous dirons, la forme typhoïde bilieuse qui a imprimé son cachet à cette épidémie, seulement les mêmes organes n'ont pas toujours été les mêmes à recevoir l'influence du génie épidémique, et outre cette influence épidémique, l'influence saisonnière, les circumfusa, ont eu une large part en septembre et en octobre.

Nous croyons donc pouvoir, d'après ce qui précède, admettre l'existence de la fièvre puerpérale, en tant que fièvre, puis nous diviserons, par rapport aux lésions dominantes et aux symptômes principaux, l'épidémie que nous avons observée en 1854 à la Maternité en deux formes bien distinctes :

La forme abdominale, simple ou gangréneuse;

La forme pectorale.

Nous décrirons l'anatomie pathologique, puis la symptomatolo-
gie, la marche, la durée, les terminaisons; viendront ensuite le
diagnostic, le pronostic, et le traitement que nous avons employé,
et qui, malgré son peu de succès dans certains cas trop nombreux,
nous a paru, dans d'autres, nous offrir les résultats les meilleurs, et
agir de la manière la plus efficace; enfin nous parlerons de l'étiologie.

Si nous avons tant insisté sur la nature et la réalité de la fièvre
puerpérale, c'est que, de nos jours, on a une trop grande propen-
sion à localiser la maladie, on matérialise trop, on fait une trop
large part à l'anatomo-pathologisme, et l'on ne tient pas assez
compte du génie épidémique et de la nature de ce génie; au moins
telle est notre opinion. Mais, en admettant que la fièvre puerpérale
est une fièvre, nous n'entendons pas dire qu'il y a absence de lésions, comme on l'entendait dans l'ancienne école pour les fièvres
essentielles; nous n'en faisons pas une maladie *sine materia;* mais
les symptômes généraux, dans un grand nombre de cas, étaient les
premiers à apparaître, les symptômes locaux ne venaient qu'ensuite,
et souvent aussi, la gravité des accidents était si grande, si foudroyante, que les lésions n'avaient pas le temps de se produire. Ceci
est une preuve bien convaincante de l'altération primitive des liquides de l'économie, avant toute lésion locale.

ANATOMIE PATHOLOGIQUE. — L'aspect du cadavre n'est pas toujours
le même si l'on a affaire à un sujet qui a succombé dans la forme
abdominale; le ventre est très-développé; à la percussion, l'abdomen
rend un son tympanique clair, dans toute son étendue, même à la
région hépatique, parce que le foie, quoique très-volumineux, est refoulé en haut et en arrière par le tube digestif et l'estomac distendus.
Quelquefois, six à huit heures après la mort, on voit déjà de larges
taches verdâtres au niveau des fosses iliaques, surtout si le malade
a vécu deux ou trois jours et que l'épanchement abdominal ait eu le
temps de devenir séro-purulent. Le développement du ventre n'est

pas toujours proportionné à l'intensité des symptômes observés pendant la vie ; la plupart du temps c'est pourtant la règle. La température a une grande influence sur la génération des gaz, soit dans la cavité péritonéale, soit dans la cavité intestinale. Cependant quelquefois le ventre n'est pas développé ; il n'est pas distendu, et les symptômes ont été tout aussi violents, la fin tout aussi rapide ; le ventre alors est pâteux ; en le malaxant, il conserve l'impression des doigts, et ne reprend que lentement sa forme primitive ; il a perdu une grande partie de son élasticité.

A la percussion, on constate une matité presque générale sur toute la ligne médiane, dans les régions sus et sous-ombilicale. Dans ce cas, la matité est produite par une cause toute mécanique ; c'est quand l'épiploon est suppuré, recouvert de pseudo-membranes épaisses ; il est alors, quant à sa densité, comme dans la péritonite chronique ou terbuculeuse ; son poids empêche les intestins de se développer. C'est comme dans la fièvre typhoïde, il n'y a pas toujours tympanite quand il y a eu perforation intestinale. Dans le cas de pneumatose, les fausses côtes sont rejetées en dehors et en haut ; la figure est pâle, terreuse, sale ; les yeux sont excavés, surtout s'il y a eu diarrhée ; la bouche est presque toujours souillée par la matière des vomissements, qui, s'ils n'ont pas existé dans le courant de la maladie, sont survenus dans la période ultime.

Si vous enlevez la calotte crânienne, les membranes sont quelquefois plus épaisses, nacrées, comme laiteuses. Quelquefois la substance du cerveau est piquetée, comme sablée ; souvent un peu de sérosité claire dans les ventricules, qui sont alors comme lavés. Une fois (obs. 37) nous avons trouvé un caillot au centre duquel il y avait du pus dans le sinus longitudinal supérieur ; une autre fois nous vîmes une arachnitis suppurée (obs. 61), et dans la vie il n'y avait eu qu'un subdélirium très-peu marqué.

La poitrine ouverte laisse voir les poumons sains, refoulés en haut et en arrière par le diaphragme ; s'il y a eu complication de pneumonie ou de pleurésie, on trouve les lésions caractéristiques de ces

deux affections. Très-souvent, coloration vineuse à la partie postérieure des deux poumons; à la coupe, ces organes laissent échapper
un liquide plus ou moins spumeux, lie de vin ou couleur chocolat;
ils crépitent, surnagent, et peuvent être insufflés entièrement, à
moins qu'ils ne soient entourés de pseudo-membranes épaisses, résistantes, organisées, qui empêchent la dilatation des cellules pul-
monaires. Cet engouement doit tenir au décubitus dorsal permanent
que les malades conservent pendant la vie, et ensuite être le résultat
d'une imbibition purement cadavérique. Le cœur est mou, flasque ;
un peu de liquide dans le péricarde; quelquefois des ecchymoses
sous le péricarde dans le tissu cellulaire qui unit cette membrane au
tissu propre du cœur. Il s'en trouve aussi, mais très-rarement, sous
l'endocarde; au contraire, les ecchymoses sous-pleurales sont fréquentes.

A l'ouverture de l'abdomen, il s'échappe des gaz d'une fétidité
extrême; les intestins font hernie au dehors, distendus qu'ils sont
par des gaz. L'intestin grêle a souvent le volume du gros intestin ; il
est alors raccourci par ce fait même. Le gros intestin est souvent
doublé de volume. Les anses intestinales sont accolées les unes aux
autres par des nappes de matières pseudo-membraneuse et purulente. La lésion locale peut se borner à une partie du péritoine ou
l'avoir envahi en entier. Dans ce dernier cas, on trouve partout des
pseudo-membranes, du pus, ou du liquide séro-purulent, tenant en
suspension des flocons albumineux. Le liquide est poisseux, et laisse
après lui une odeur caractéristique, *sui generis,* qui peut être comparée à celle du poisson pourri.

Le foie est très-souvent ramolli, mais il est toujours augmenté de
volume, rempli de sang fluide, poisseux; la *vésicule* est distendue par
de la bile jaune ou verte, la plupart du temps très-visqueuse. Mais
la rate est d'une diffluence extrême, toujours augmentée, se déchirant à la moindre pression. Nous avons une fois trouvé pour toute
lésion un foyer purulent dans le parenchyme même de cet organe
(obs. 9). Quelquefois les *ovaires* se prennent; on trouve alors, mais pas

constamment, du pus dans les trompes, dans les veines ovariques, jusque dans les veines rénales. Les *reins* alors subissent la loi générale ; ils sont hypertrophiés, pâles, anémiés, ramollis, ecchymosés, et exhalant une odeur ammoniacale très-prononcée. Les lymphatiques utérins et les veines utérines sont comme injectés par du pus que l'on retrouve jusque dans le canal thoracique, mais c'est surtout dans la forme inflammatoire. Nous ne nous étendrons pas longuement sur ces altérations, qui ont été décrites par tous les auteurs, que l'on retrouve tout au long dans l'excellent traité d'accouchements de M. Jacquemier ; mais nous insisterons sur les lésions qui nous ont paru être de beaucoup les plus fréquentes, être, pour ainsi dire, la lésion constante de la forme abdominale de cette épidémie, et que nous avons cependant quelquefois trouvée dans la forme pectorale, c'est-à-dire les ulcérations du tube digestif.

Le canal intestinal est souvent altéré dans sa texture ; on y trouve des ulcérations dans tout l'appareil folliculaire et glanduleux de l'intestin ; dans le duodénum, ce sont les follicules de Brunner ; dans l'intestin grêle, les glandes de Lieberkühn, et dans le gros intestin, les follicules de Lieberkühn et les glandes de Peyer. C'est surtout à la partie inférieure de l'intestin grêle que l'on voit de ces éruptions confluentes qui ressemblent beaucoup à celles de la variole. Les follicules sont saillants et soulèvent la muqueuse intestinale. Cette espèce d'éruption s'arrête à la valvule iléo-cœcale. Mais, dans le gros intestin, nous avons souvent rencontré des ulcérations taillées à pic, ayant l'aspect du chancre à la période d'état, recouvertes d'une pseudo-membrane blanchâtre, molle, pultacée, s'enlevant facilement par le scalpel ; au fond, se voit la tunique musculaire rouge clair qui est elle-même souvent atteinte, quelquefois détruite, à tel point que nous avons trouvé six fois la membrane péritonéale seule, épaissie, faisant le plancher de l'ulcération. On dirait que cette ulcération est faite à l'emporte-pièce ; au pourtour, point de traces de phlogose, pas d'injection capillaire ; quelquefois elles descendent très-nombreuses jusqu'au pourtour de l'anus ; dans l'intestin grêle, les plaqnes de Peyer sont aussi très-apparentes; mais, quand la maladie a été très-rapidement mortelle, ce ne sont que les glandes de Lieber-kühn qui sont prises. La muqueuse intestinale est très-ramollie et friable.

Quand, dans le foie, nous avons observé des foyers purulents multiples, ils ont existé dans les cas où la maladie a duré sept, huit, dix jours, quand il y avait une articulation en pleine suppuration. Ce sont alors de véritables abcès métastatiques, comme à la suite d'une opération quelconque. Nous avons trouvé une fois, comme seule lésion, un abcès de la rate; la malade ne succomba que le neuvième jour (obs. 9).

Appareil génito-urinaire. C'est surtout à la vulve, au vagin, que se produisent, du jour au lendemain, des eschares gangréneuses qui ont deux formes distinctes : la forme diphthéritique, que nous n'avons pas observée, mais qui a régné épidémiquement à l'Hôtel-Dieu en 1854, et la forme gangréneuse proprement dite, qui est caractérisée par les lésions suivantes :

Douze heures, vingt-quatre heures, quarante-huit heures après l'accouchement, on voit des plaques noires, tantôt molles, tantôt dures, à la face interne des grandes lèvres, au vestibule rarement, à la commissure antérieure du périnée. Ces plaques noirâtres, si elles sont dures, se détachent plus lentement, plus difficilement que les molles, et laissent voir une surface saignante au moindre contact, tantôt bourgeonnante, tantôt livide, dans tous les cas ayant fort peu de tendance à la cicatrisation. De cette surface dénudée, qui est encore souvent le siége de gangrènes moléculaires, toujours rongeant, toujours détruisant et envahissant les parties ambiantes, s'écoule une sanie jaunâtre, un ichor fétide qui contamine très-rapidement les parties saines. Si l'on dirige, au moyen d'une seringue, un jet d'eau sur ces parties, on voit se détacher une foule de filaments, de petites parcelles de tissu sphacélé; quelquefois ces particules tiennent par leur base au tissu sain, et ressemblent aux villosités intestinales flottant sous l'eau ; si on les coupe, il s'écoule un peu de sang.

Le tissu cellulaire sous-jacent, les muscles voisins, tels que les muscles du périnée, sont envahis ; nous n'avons jamais rencontré de fistules vésico ou recto-vaginales, probablement parce que la mort avait trop vite terminé le travail ulcératif, ou bien que l'eschare n'était pas encore tombée.

Une fois le tissu cellulaire, le plancher du bassin, jusqu'à 1 centimètre de la commissure antérieure de l'anus, furent compromis ; tout se trouva sphacelé, tomba en détritus, et cependant la malade guérit (observ. 23). Il faut avoir été témoin de ces désordres affreux, de ces pertes de substance effroyables, pour pouvoir s'imaginer et l'étendue et la rapidité des lésions dans cette forme gangréneuse. Dans ces cas, il reste souvent des adhérences vicieuses, des atrésies de la vulve, du vagin, que l'on ne peut pas toujours, malgré le soin qu'on y mette, empêcher d'arriver.

A priori, nous avions cru que cette forme gangréneuse de la fièvre puerpérale se serait accompagnée de ces altérations décrites sous le nom de *putrescentia uteri* (Boër, 1799), de *ramollissement* et de *putrescence de l'utérus* (Luroth, 1827), de *métrite gangréneuse* (Danyau, 1829). Il n'en a rien été, et à part la lymphangite, la phlébite utérine, nous n'avons rien trouvé. L'utérus participait à la mollesse générale de tous les organes de l'économie, mais il n'était pas plus mou que le cœur. A la face interne, là où s'était implanté le placenta, on ne voyait qu'un putrilage sans fétidité, qu'un filet d'eau enlevait très-facilement, et au-dessous, le tissu de l'organe sain et blanc rosé ; il était toujours très-flasque quand il y avait eu des hémorrhagies passives à la période ultime ; mais il ne se déchirait pas facilement, et ses fibres musculaires n'étaient nullement altérées. Comme complication, on trouve, ainsi que dans toutes les maladies générales, dans les typhus, des eschares là où les saillies osseuses sont en contact avec les plans plus ou moins résistants sur lesquels reposent les malades. Le sacrum, les grands trochanters, les rotules, la surface dénudée des vésicatoires, offrent souvent les mêmes altérations.

Forme pectorale. Les femmes qui succombent à la forme pectorale, à la pleurésie purulente simple ou double, que Leake et White appelaient *pleurésie laiteuse*, présentent, ce n'est pas du reste un phénomène constant, une arborisation cuivrée sur tout le cadavre, arborisation qui suit le trajet des vaisseaux lymphatiques, comme dans l'angéioleucite. C'est principalement au cou, sur les côtés de la poitrine, à la face, aux bras, que l'on voit cette altération de la peau.

Est-ce un phénomène purement cadavérique? Nous le croyons; nous avons cru devoir le mentionner tout simplement, car nous n'avons trouvé aucune explication satisfaisante. Dans le cas où la mort a été très-rapide, ce qui est l'exception, car la maladie dure, dans cette forme, presque toujours trois à quatre jours, on ne trouve pas de traces d'injection sous-pleurale; la plèvre est plus terne, plus opaline que de coutume, mais on n'observe aucune trace de phlogose.

Si l'épanchement date de deux ou trois jours, la plèvre est légèrement rugueuse, recouverte de pseudo-membranes, et l'on voit alors de petits prolongements villeux qui pénètrent dans ce produit de nouvelle formation. Presque toujours la plèvre était plus ou moins ecchymosée, et en détachant cette membrane du tissu cellulaire sous-pleural, on distinguait parfaitement que ces petites hémorrhagies capillaires avaient leur siége dans ce tissu cellulaire. Ces ecchymoses, en forme d'étoiles, se retrouvent aussi sous le péritoine; ce sont de véritables pétéchies, qui indiquent beaucoup plus un état adynamique général qu'une phlogose quelconque. Ce tissu cellulaire sous-pleural est friable, infiltré de sérosité; dans deux cas, nous l'avons vu emphysémateux, sans que cette altération ait eu sa raison d'être dans une rupture pulmonaire. M. Gendrin a aussi noté ce fait (*Hist. anatom. des inflammations,* n° 117, t. 1);

mais c'était en été, il y avait 24 degrés de chaleur, et nous sommes porté à croire que ce n'était qu'un phénomène de décomposition putride.

Le liquide exhalé par la plèvre n'est pas toujours le même : tantôt c'est de la sérosité presque pure, ne contenant que de l'albumine ; tantôt la fibrine est considérable, et alors la pseudo-membrane se forme très-rapidement et devient très-épaisse ; tantôt enfin c'est du pus concret, verdâtre, qui offre tous les caractères spéciaux de ce liquide, au microscope. Les deux feuillets de la plèvre sont toujours tapissés de fausses membranes, pour peu que la maladie ait duré deux jours.

A mesure que la quantité de liquide augmente, le poumon est de plus en plus refoulé vers le médiastin, de bas en haut, de dehors en dedans, et d'avant en arrière. Le poumon peut ne plus avoir que 5 à 6 centimètres dans son diamètre transversal. On peut l'insuffler encore en partie, mais pas complétement, à cause de la pseudo-membrane viscérale qui l'emprisonne et qui le prive de sa dilatabilité.

Souvent des brides relient entre elles les plèvres viscérale et costale ; quelquefois, mais ceci est très-rare, on trouve très-peu de liquide, les pseudo-membranes alors sont très-épaisses et très-adhérentes.

Dans quelques cas, nous avons eu affaire à des pleuro-pneumonies, mais ce sont de ces anomalies qui arrivent soit au commencement, soit à la fin des épidémies. Les lésions du poumon étaient celles que l'on retrouve dans des cas semblables, en dehors de toute influence puerpérale et épidémique.

Quand la péritonite n'arrive qu'après la pleurésie, souvent l'on trouve à la convexité du foie des adhérences pseudo-membraneuses, quand la pleurésie a occupé la plèvre gauche ; quelquefois nous avons rencontré des lésions de l'épiploon gastro-splénique. Comment se produit cette péritonite secondaire ? Est-ce par continuité de tissu ? rien ne le prouve. Est-ce par frottement, par attrition, par compression ? tout ceci est à démontrer. Ou plutôt n'est-ce qu'une simple coïncidence ? nous n'avons rien de précis à ce sujet.

On peut, jusqu'à un certain point , sur le cadavre , savoir si la pleurésie a été primitive ou secondaire; c'est par la résistance , l'épaisseur, l'organisation plus ou moins avancée des fausses membranes, et aussi par la nature du liquide qui est exhalé. Tandis que dans la plèvre , vous rencontrez une épaisseur quelquefois d'un demi-centimètre aux fausses membranes, avec des adhérences assez résistantes où se distinguent déjà des traces de vascularisation non équivoques, vous ne trouvez dans l'abdomen qu'une péritonite sans étendue , circonscrite , caractérisée par des fausses membranes à peine visibles. Le liquide contenu dans la plèvre est du pus concret, verdâtre, homogène, tandis que ce liquide épanché dans l'abdomen n'est que de la sérosité un peu louche.

Les caractères du liquide séreux , séro-fibrineux , séro-purulent , purulent , indiquent tous les degrés de la maladie , son âge, pour ainsi dire. Quand la pleurésie a été double, elle ne l'est jamais au début, nous ne l'avons jamais du moins observée , l'une des deux plèvres a été prise consécutivement à l'autre; on trouve dans la première atteinte, du pus; dans la seconde, au contraire, du liquide séro-purulent, quelquefois séreux seulement. On voit alors, dans ces cas d'épanchement double, toutes les traces d'asphyxie; les vaisseaux sont gorgés de sang noir, visqueux; les lèvres sont violâtres, la teinte de la face est cyanique; il y a presque toujours des ecchymoses de la conjonctive.

Sang. Dans cette épidémie, ce liquide a eu tous les caractères du sang des typhus, des pyrexies; il était d'une fluidité extrême, il ne se coagulait pas. Tiré de la veine, il présentait une couenne flasque, verdâtre, très-friable, se décomposant très-rapidement à l'air libre ; il était poisseux comme de la gelée de groseille; ce qui a déjà été noté par M. Botrel (*Mém. sur l'angéiol. utér. ; Arch. génér. de méd.*, t. 8, page 8 ; 1845) ; le système veineux nous a toujours paru être le siége d'ecchymoses dans le tissu cellulaire qui est interposé entre les deux membranes interne et moyenne.

Il est des cas cependant où la dissection la plus minutieuse n'a pu nous faire découvrir qu'un peu de sérosité, soit dans la plèvre, soit dans le péritoine. Mais la présence d'une cuillerée à bouche de sérosité peut-elle expliquer la mort, alors qu'on voit des pleurésies purulentes même se prolonger très-longtemps ? Peut-on croire qu'un peu d'opacité d'une séreuse, qu'un peu de liquide exhalé, puisse, en douze ou vingt-quatre heures, causer une mort presque foudroyante ? Non, certes ; et l'absence, ou plutôt le commencement de la lésion, n'est-elle pas la preuve convaincante qu'antérieurement à elle, il existe un *je ne sais quoi* qui est la cause première de cette altération des liquides de l'économie, et qui fait de la fièvre puerpérale une maladie générale, réelle, et non une abstraction, un être imaginaire, comme on s'est plu à le dire, mais comme on n'a pas encore pu le prouver.

Du reste, les épidémies ont toujours eu un cachet si différent, si spécial, que, selon la remarque de White, il n'est pas deux auteurs qui aient décrit cette maladie de la même manière.

Séméiologie. — Il est un prodrome qui ne manqua que très-rarement dans cette épidémie, au commencement de l'année : ce fut la diarrhée, diarrhée tantôt bilieuse, tantôt séreuse, mais qui plongeait les malades dans une anémie profonde avant leur entrée à l'hôpital, et qui les prédisposait ensuite à subir toutes les influences morbides. Sur 434 malades entrées dans les infirmeries pendant les six premiers mois de l'année, 290 eurent de la diarrhée, soit pendant les deux derniers mois, soit au moins pendant la dernière quinzaine qui précédait leur accouchement ; 110 eurent ce prodrome immédiatement ou pendant les deux premiers jours qui suivaient leur délivrance ; 34 seulement ne furent pas atteintes.

L'influence cholérique était très-manifeste à la Maternité comme partout ailleurs.

Pendant les deux mois de juin et juillet, où régna spécialement la forme gangréneuse, la diarrhée fut aussi la règle ; sur 112 malades, 97 en furent atteintes. Pendant les mois de septembre, d'octobre, de novembre et de décembre, les diarrhées diminuèrent de moitié ; sur 214, 98 malades seulement présentèrent ce phénomène. Nous avons insisté sur ces chiffres, parce qu'ils montrent d'une manière péremptoire l'influence de la constitution médicale régnante. En novembre, en décembre, les diarrhées diminuèrent notablement, le choléra avait presque entièrement disparu de la capitale. Sur cette quantité énorme de malades atteintes de diarrhée, 12 seulement furent prises de choléra confirmé, cyanose, froid, aphonie, vomissements et déjections riziformes, etc. ; 3 succombèrent. Nous croyons qu'il est utile de dire, pour expliquer le petit nombre de cas et de décès, que la Maternité est presque en dehors de Paris.

A l'ouest, tous les boulevards d'Enfer, les jardins des Enfants Trouvés ; à l'est, les jardins de l'hôpital du Midi, du couvent de la Santé ; au nord, le jardin du Luxembourg ; au sud, les immenses cours et jardins de l'Observatoire, entourent de toutes parts cet établissement. Dans les épidémies de 1832 et 1849, très-peu de malades furent atteintes, il n'y eut que 2 femmes en 1849 qui furent prises, une seule succomba. Cet hôpital est situé sur un des points les plus élevés de Paris ; ainsi, en tirant une ligne horizontale qui partirait du haut des tours de Notre-Dame, on arrive juste au pied de l'Observatoire. Or les deux bâtiments se touchent. L'air y est aussi plus vif ; quand le thermomètre est à 0° dans le quartier de l'École de médecine, il est à — 2° à l'Observatoire. Aussi la position de cet hôpital serait très-belle, si les salles étaient plus spacieuses, et les moyens d'aération plus faciles.

La diarrhée n'était pas toujours colliquative ; il est difficile de savoir immédiatement après l'accouchement si les coliques existent ; les tranchées utérines, les douleurs musculaires, masquent les phénomènes qui se passent du côté de l'intestin, et trompent les malades sur leurs propres sensations. Mais, chez quelques malades multipares, intelligentes, qui pouvaient se rendre compte de leurs douleurs, il nous a été permis de constater la douleur tormineuse, le ténesme. Les matières étaient liquides, jaunâtres, très-souvent fétides dès le début; après chaque déjection, les malades se plaignaient de faiblesse, d'anxiété précordiale. Avant l'accouchement, cette diarrhée n'était pas accompagnée de fièvre. Ce fut le seul symptôme prodromique presque constant dans cette épidémie, et il n'était que le signe de l'influence cholériforme. Nous n'avons pas constaté d'autres phénomènes avant le frisson initial, qui est toujours le commencement de cette lutte terrible et si rapidement mortelle.

Invasion. La maladie débute quelquefois après la délivrance, mais généralement c'est du 2ᵉ au 4ᵉ jour. Une seule fois, la malade fut prise avant l'accouchement et succomba, sans avoir accompli cette fonction. Dans la forme abdominale, presque toutes les malades éprouvèrent le frisson initial soit avant, soit pendant la sécrétion laiteuse, rarement après. Ce fut le contraire dans la forme pectorale : souvent le mal ne débuta que du 6ᵉ au 8ᵉ jour des couches. Dans 40 cas où la pleurésie a été la lésion primitive, la première manifestation de la fièvre puerpérale, 28 fois le frisson initial a eu lieu après la sécrétion lactée. Au contraire, sur 120 femmes qui présentèrent les symptômes de la forme abdominale, 97 eurent le frisson soit avant, soit pendant la sécrétion laiteuse; 23 seulement ne tombèrent malades qu'après l'établissement de cet état physiologique. On voit donc que le frisson a plus souvent débuté du 1ᵉʳ au 4ᵉ jour de la forme abdominale, soit simple, soit gangréneuse; tandis que dans la forme pectorale, il n'est apparu qu'après la sécrétion laiteuse. Ne pourrait-on pas expliquer cette différence par la nature des organes qui sont en jeu dans la parturition? Après l'accouchement l'utérus est encore, pendant trois à quatre jours, sous l'influence immédiate de l'expulsion du fœtus, de la délivrance, de l'établissement du flux lochial, et il n'est pas étonnant que la maladie, venant à frapper une femme, choisisse, pour se manifester, un organe qui se trouve déjà

d'un état demi-pathologique par le fait de la grossesse et de l'accouchement lui-même ; tandis que la plèvre , qui n'a nullement eu à
souffrir, résiste plus longtemps à l'influence épidémique.

Le frisson peut être très-court, mais il dure assez ordinairement
de dix minutes à une demi-heure, il peut revenir plusieurs fois de
suite. Dans la forme gangréneuse, il ne paraît souvent qu'au moment où l'eschare tombe , il est pour ainsi dire secondaire et est
le signe presque certain de complication du côté d'une séreuse quelconque. Quelquefois le début est brusque , instantané; mais, dans la
forme abdominale, il a presque constamment été précédé de diarrhée
avec fréquence insolite du pouls. Pendant ce temps qui est quelquefois très-court, la maladie semble chercher l'endroit favorable
pour frapper.

La face , pendant le frisson , est livide , les lèvres bleuâtres, les
yeux vitreux, cernés, profondément excavés, si la diarrhée a été
intense ou bien si elle dure depuis longtemps ; ce qui n'arrivait
pas dans la forme pectorale. Les dents claquent, la langue est
presque toujours sèche, aride , râpeuse, souvent froide, et ne re-
devient humide que pendant la réaction. Le pouls est petit , serré,
ondulant ; quelquefois de 120 à 160 pulsations. Une sensation de
froid très-intense, une soif inextinguible, font souffrir les malades.
Les traits du visage sont tellement altérés, si bouleversés, que l'on
croit que la vie va s'éteindre; la physionomie est anxieuse , la prostration considérable, avec la conviction d'une fin prochaine. Dans
cette épidémie, en dehors du frisson, la langue a toujours été sale,
saburrale, la fétidité de l'haleine très-remarquable ; un goût d'a-
mertume insupportable a été aussi un phénomène constant. Le foie
était douloureux au palper; par la percussion, on pouvait constater
son accroissement de volume, qui quelquefois a été très-considérable.

La réaction se fait difficilement dans les cas promptement mor-
tels ; cependant elle se fait, et alors une douleur plus ou moins vive
se fait sentir soit dans une partie , soit dans la totalité de l'abdo-

men ; la pression est impossible. Après cette douleur, la malade avait plusieurs selles diarrhéiques qui augmentaient sa faiblesse et son découragement. Quelquefois la douleur se localise, une sueur froide inonde le visage et baigne les extrémités ; puis le météorisme survient, et alors la douleur disparaît, la respiration devient saccadée, diaphragmatique ; respiration qui n'est pas du tout la même que celle que l'on observe dans le cas où il y a épanchement thoracique.

L'abattement et la tristesse sont un phénomène constant dans la fièvre puerpérale ; mais c'est surtout dans la forme abdominale que l'on peut remarquer ces deux symptômes, qui, joints à une profonde altération des traits, doivent faire porter un pronostic très-grave.

Une douleur sous-sternale peu vive s'irradiant dans toute la poitrine, avec une dyspnée légère, est souvent le seul phénomène que l'on observe dans le commencement de la forme pleurétique ; quelquefois la douleur est sous-mammaire, se fait sentir jusque dans l'épaule, le bras correspondant ; rarement elle est pongitive et dilacérante. Si l'épanchement est très-rapide, la face est bleuâtre, les lèvres cyanosées, les extrémités sont froides, livides ; la dyspnée, d'abord légère, à peine appréciable, suit la marche de l'épanchement et augmente avec lui. La respiration est courte, haletante, saccadée, interrompue par la douleur sous-mammaire dans les mouvements d'ampliation du thorax. S'il y a pleurésie diaphragmatique, il y a hoquet continuel, ce qui fatigue les malades, auxquelles il ne laisse ni repos ni trève.

Ce hoquet existe aussi dans la forme abdominale, quand il y a péritonite de la convexité du foie et de la partie du péritoine pariétal correspondant ; mais il est suivi presque toujours de vomissements porracés, tandis que dans cette épidémie qui a revêtu le type bilieux par excellence, quand il y a eu vomissements dans la forme pectorale, ils ont été composés de bile pure, ils ont souvent soulagé les malades, et ont été en quelque sorte critiques, ce qui n'arrive jamais pour les vomissements porracés, que la péritonite revête la

forme franchement inflammatoire ou la forme typhoïde. Ce vomissement porracé est généralement facile, le moindre mouvement
le provoque, et il coïncide avec la pneumatose abdominale. Le vomissement bilieux, au contraire, n'a pas lieu avec la tympanite ; il
est généralement le prodrome ou la crise de la fièvre puerpérale. Le
vomissement porracé, une fois arrivé, se continue presque toujours
jusqu'à la mort; dans la forme foudroyante, il apparut dès le début
et ne cessa point.

Ces vomissements de bile pure, ces déjections alvines bilieuses,
qui se sont vus très-fréquemment dans cette épidémie, même dans
la forme pectorale sans lésions abdominales, et qui lui ont donné un
cachet bilieux très-prononcé, ne constituent pas, suivant certains
auteurs, une forme particulière : « C'est une forme transitoire, pas-
sagère, dit M. P. Dubois, qui est bientôt suivie soit de la forme
inflammatoire, soit de la forme typhoïde. » Ceci est vrai dans la plupart des épidémies, comme on peut s'en convaincre en lisant les
monographies ; mais, de même qu'il y a des épidémies de fièvre catar-
rhale à forme bilieuse, de fièvre typhoïde à forme bilieuse, comme
on le voit dans l'épidémie si admirablement décrite par Tissot (Lau-
sanne, 1755), de même aussi il peut y avoir une forme bilieuse
à la fièvre puerpérale, forme qui se continue jusqu'à la fin, et qui
n'est pas un phénomène transitoire, mais bien le phénomène prin-
cipal qui donne son cachet à toute une épidémie, et qui dépend
presque toujours de la constitution médicale régnante.

Nous avons vu cette manière d'être de la maladie, cet *habitus*
pour ainsi dire, pendant toute l'année 1854, que la forme fût abdominale ou pleurétique. Nous verrons, quand nous parlerons du
traitement, combien les purgatifs et les vomitifs surtout ont été
utiles ; Doulcet, Doublet, ont dû certainement avoir affaire à des
formes pareilles de fièvre puerpérale, et ne peut-on pas dire avec
Hippocrate : *Naturam morborum curationes ostendunt.*

La langue était large, molle, humide, recouverte d'un enduit
jaunâtre très-épais, et elle ne devenait sèche que dans la période

ultime... La céphalalgie n'a jamais été très-intense, elle était sus-
orbitaire; elle a manqué dans la moitié des cas : sur 630 malades,
nous l'avons notée 304 fois.

Le pouls est d'une haute importance en séméiotique, il est en
quelque sorte le baromètre de la maladie; à l'approche du frisson,
au moment où il n'y a encore que sensation de froid dans le dos
et douleur contusive dans les membres, le pouls se concentre, devient serré et très-fréquent; pendant la période de froid, il est très-
faible, à peine sensible au doigt qui cherche à l'explorer; aussitôt
après le frisson, le pouls devient un peu plus fort, il se relève pour
retomber bientôt. Cette réaction est très-trompeuse, très-éphémère;
si la maladie doit se terminer par la guérison, le pouls n'est jamais
d'une petitesse et d'une dépressibilité extrême, les alternatives de
rémittence ne sont pas très-marquées, le soir il y a généralement
plus de fièvre, le frisson est toujours le phénomène initial; dans la
forme gangréneuse, il est quelquefois moins violent, et en effet, c'est
la forme la moins grave. Il est un phénomène qui n'a jamais manqué dans la forme gangréneuse, c'est, aussitôt après l'apparition des
eschares ou même avant, une altération de la muqueuse gingivale,
qui consistait dans un ramollissement des gencives, qui étaient bordées d'un liséré bleuâtre; elles étaient saignantes, les dents vacil-
laient dans leurs alvéoles. C'est une sorte de stomatite, qui survient
sous l'influence de l'état général profondément atteint par la fièvre
puerpérale; c'est une espèce de scorbut des gencives, comme on
en voit chez les individus qui ont été empoisonnés par le plomb.
Nous l'avons toujours constaté; sur 126 malades, ce phénomène n'a
manqué que 4 fois.

Aux approches de la mort, le pouls devient très-rapide, il fuit sous
le doigt, et les ondulations de la pulsation sont tout à fait manifestes; on dirait que chaque pulsation, quelque peu perceptible
qu'elle soit, se décompose en 2 ou 3 pulsations secondaires; une
sueur visqueuse, collante, jointe à la frigidité de l'haleine, accompagne toujours cet état d'adynamie, elle a son siége de préférence

à la lèvre supérieure, au menton, dans le sillon naso-labial, et aux tempes, surtout quand le frisson se renouvelle, se reproduit plus fréquent, jusqu'au moment de la terminaison fatale; les mains sont moites, mais froides; les ongles sont bleuâtres. Si le pouls, dès le début, a cette petitesse remarquable, les malades sont promptement jetées dans une adynamie profonde, dans une prostration tellement grande, que la réaction est tout à fait impossible, et que la stupeur peut s'élever jusqu'au coma; quelquefois alors elles poussent un cri fort, déchirant, précédé et suivi d'un ou de plusieurs profonds soupirs.

Le système nerveux peut être plus ou moins frappé; le délire est un phénomène variable; les malades gardent souvent leur intelligence jusqu'aux derniers moments, et meurent en pleine connaissance. Dans la forme pectorale, c'était plutôt un subdélirium, un marmottement continuel, entrecoupés de soupirs, qu'un délire réel; dans la forme abdominale, où les douleurs, étant beaucoup plus vives, surexcitent davantage le système nerveux, l'agitation est quelquefois extrême; les malades rejettent continuellement leurs couvertures; les mouvements sont saccadés, involontaires; les yeux sont largement ouverts, les pupilles dilatées, les narines pulvérulentes, les lèvres agitées de mouvements convulsifs. Dans un cas, l'inspection cadavérique ne nous présenta qu'un léger piqueté de la substance cérébrale, une suffusion séreuse très-peu considérable dans les ventricules, comme dans tous les cas où l'agonie s'est prolongée pendant quelque temps.

Dans la forme pectorale, le frisson avait les mêmes caractères, l'invasion de la maladie était non moins brusque; mais il a existé toujours un phénomène constant, sur lequel nous insisterons, à cause de sa valeur séméiotique : c'est la dyspnée.

Les malades quelquefois n'accusaient aucune douleur sous-sternale, sous-mammaire, aucun point de côté; la respiration n'était qu'un peu plus accélérée, plus anxieuse. Souvent les aspirations au début ne dépassaient pas le nombre de 22 à 24 par minute, et déjà cependant l'auscultation et la percussion venaient nous révéler un vaste épanchement pleurétique; deux, trois, quatre, cinq heures, suffisaient pour la production d'une lésion considérable.

Dans la forme abdominale, la respiration était diaphragmatique; haute, costale, dans la forme pectorale. Si les deux plèvres contenaient du liquide, la dyspnée était alors très-considérable, la respiration courte et anhélante; nous avons compté jusqu'à 45 inspirations par minute. A la pression des parois thoraciques, on réveillait une douleur qui s'étendait jusque dans la mamelle; mais ordinairement cette douleur était confuse; les crachats n'existent pas, et s'ils apparaissent, ce n'est que comme signe d'une nouvelle maladie intercurrente, d'une bronchite ou d'une pneumonie. Aussi, en voyant la rapidité des accidents et le peu d'apparence des symptômes, auscultions-nous toutes nos malades, et la plus légère dyspnée avec fièvre nous indiquait la lésion pleurétique.

Nous ne ferons pas ici la description des signes fournis par l'auscultation et la percussion, ils sont identiquement les mêmes que ceux que l'on perçoit dans les pleurésies ordinaires en dehors de l'état puerpéral; il serait puéril d'y insister.

La *sécrétion laiteuse*, sur laquelle les anciens auteurs ont étayé toutes leurs doctrines, ne s'établit pas toujours régulièrement dans la forme abdominale. S'il y a eu beaucoup de diarrhée soit avant, soit immédiatement après l'accouchement, si les déjections sont séreuses et bilieuses, elle passe presque inaperçue, sans retentir sur l'organisme; les mamelles se gonflent à peine pour retomber bientôt affaissées et flétries; quelquefois elle manque tout à fait, et pour cela la maladie n'est pas plus grave; nous l'avons vu manquer quatre fois complétement, et les quatre femmes qui offrirent cette anomalie guérirent parfaitement.

Aussi le rôle de la sécrétion laiteuse n'est pas aussi important qu'on le croit généralement. C'est pourtant un bon signe, quand, dans la première période, elle se fait avec une forte diaphorèse, c'est une véritable crise; la diarrhée cesse, la fièvre tombe, les dou-

leurs disparaissent, et un ou deux jours après l'appétit renaît. C'est
un grand tort qu'ont eu certains accoucheurs de croire que la sécrétion laiteuse est accompagnée de fièvre, c'est une erreur très-
grande qu'ils ont consacrée en appelant la sécrétion laiteuse la
fièvre de lait ; il n'y a qu'un peu de fréquence du pouls, sans chaleur à la peau, qui est moite, humide, et un peu de céphalalgie qui
se dissipe très-rapidement. Si cet acte physiologique est accompagné de fièvre, cet état pyrétique indique l'imminence d'une lésion
quelconque, de phénomènes morbides qui surgiront bientôt.

Dans la forme pectorale, la sécrétion lactée a presque toujours
suivi son cours, puisque la pleurésie ne se déclarait que du quatrième au dixième jour, époque à laquelle elle est déjà faite. Quelquefois elle n'est apparue que le sixième, septième, huitième, neuvième jour. Ce retard a coïncidé avec un état bilieux des plus manifestes, qui s'est jugé par des vomissements bilieux soit spontanés,
soit provoqués par un éméto-cathartique. Le vomitif rétablissait l'é-
tat de santé et permettait aux phénomènes physiologiques de s'ac-
complir sans entrave ; c'était la même chose que la saignée, employée pour ramener les règles, dans le cas de pléthore utérine.

Les lochies se suppriment très-rarement, dit M. Voillemier ; c'est
un fait que nous avons constaté dans cette épidémie. Seulement elles
étaient fétides dès le début de la maladie. Il n'y a rien de constant
ni dans leur abondance, ni dans leur rareté, ni dans leur nature,
qui puisse éclairer le diagnostic.

Le sommeil est souvent nul ; il est, s'il existe, accompagné de cau-
chemars, de rêvasseries incessantes, qui fatiguent beaucoup les malades, les agitent ; et ça a été toujours un signe de très-mauvais au-
gure, si au bout de deux à trois jours il n'y avait pas un peu de
sommeil.

La situation qu'affecte de préférence la malade a une importance
assez grande pour le diagnostic. Dans la forme abdominale, le décubitus est toujours dorsal, c'est le seul possible ; dans la forme pectorale, il n'est dorsal que dans les cas de pleurésie double, et encore

dans ce cas y a-t-il orthopnée constante ; si la pleurésie est simple, la malade se couche du côté affecté.

Durée. — La durée est extrêmement variable. Dans la forme abdominale sans gangrène, la maladie ne se prolonge guère au delà de trois à quatre jours si la terminaison est funeste ; dans la forme abdominale avec eschares, la durée est d'un à deux septénaires ; quand il n'y a pas de complications du côté de la poitrine ou du côté du péritoine.

La forme pectorale est généralement moins rapide. Sur les 42 malades qui succombèrent dans le mois d'octobre, 6 seulement moururent en moins de trente heures ; 3 de pleurésie purulente simple, 3 de pleurésie purulente double. La durée est habituellement de quatre à cinq jours.

Ainsi nous voyons que pour la rapidité, il faut mettre en première ligne la forme abdominale sans gangrène, puis la forme pectorale, ensuite la forme gangréneuse.

Marche. — La marche de cette épidémie a eu cela de particulier, qu'elle a été presque continue sans oscillations bien appréciables, si ce n'est dans le mois d'octobre. Dans d'autres épidémies, au contraire, la fièvre puerpérale sévissait par *bouffées ;* toutes les femmes qui accouchaient pendant certains jours étaient prises et succombaient. Voici, du reste, le tableau du nombre des malades reçues dans les infirmeries mois par mois, leurs maladies, et la cause de leur décès.

Pendant l'année 1854, il y a eu 3,060 accouchements ; sur ce nombre, 1565 femmes étaient primipares, 1495 multipares.

Il y eut 26 accouchements de jumeaux, 10 chez les primipares, 16 chez les multipares......

NOMBRE TOTAL des MALADES.	MOIS.	NOMBRE de FIÈVRES PUERPÉR.	NOMBRE des DÉCÈS.	NOMBRE des MALADIES DIVERSES.	NOMBRE des DÉCÈS.	TOTAUX mensuels DES DÉCÈS.
		1854.				
77	Janvier.	63	15	14	2	17
77	Février.	62	18	15	3	21
73	Mars.	64	18	9	4	22
67	Avril.	58	16	9	1	17
74	Mai.	60	17	14	2	19
66	Juin.	56	19	10	1	20
61	Juillet.	48	18	13	2	20
51	Août.	46	10	5	1	11
50	Septembre.	43	14	7	»	14
61	Octobre.	60	42	1	»	42
56	Novembre.	44	16	12	2	18
47	Décembre.	36	10	11	1	11
760		640	213	120	19	232

On voit donc, d'après le tableau qui précède, que dans les sept premiers mois, le nombre des malades atteintes de fièvre puerpérale et le nombre des décès n'ont pas sensiblement varié, les oscillations ont été insignifiantes. Quand, à la forme abdominale simple sans gangrène, a succédé la forme abdominale gangréneuse sans complication du côté des membranes séreuses, la mortalité a de beaucoup diminué, puiqu'elle est tombée à 11 dans le mois d'août ; ce fut donc une trêve, trêve que nous souhaitions être de longue durée, et que tout nous portait à croire devoir l'être, puisque 2 malades seulement succombèrent : la première, le 5 ; la seconde, le 9 sep-

6

tembre. Les diarrhées avaient presque disparu ; la forme gangréneuse ne s'était manifestée que par quelques eschares sans gravité,
qui guérissaient rapidement ; quand, tout à coup, éclata l'épidémie
qui devait revêtir la forme pectorale. Trois malades entrèrent dans
le service, le 18 septembre au soir. Elles avaient eu des douleurs
abdominales peu vives, générales ; le frisson initial n'ayait pas été
de très-longue durée, mais la face était terreuse, grippée, sueurs
froides, cris, désespoir. Le lendemain 19, à trois heures du soir, la
dernière atteinte succomba, et les deux premières le surlendemain,
20 septembre ; tous les jours, nous reçûmes 3 ou 4, quelquefois 5, 6
malades, qui présentaient quelques douleurs abdominales erratiques
légères ; la dyspnée, les vomissements bilieux, furent constants ; quel-
ques-unes n'avaient que de l'anorexie, de la fièvre, amertume insupportable de la bouche, douleur dans les flancs, surtout à droite, au
niveau du foie. Les vomissements étaient composés souvent, au
début, de bile pure, et accompagnés de déjections alvines bilieuses ;
peu ou point de météorisme, pas de douleurs dans le petit bassin.
La langue était sale, la bouche pâteuse, la céphalalgie sus-orbitaire
assez vive, et la face très-pâle et grippée ; tous ces symptômes du-
raient un laps de temps plus ou moins long, quelquefois deux ou
trois heures ; puis, tout d'un coup, les signes d'un épanchement
thoracique devenaient évidents. Jusqu'à la fin du mois, nous reçûmes
30 malades ; 12 moururent, 6 de fièvre puerpérale à forme abdominale, météorisme, ulcérations dans le gros intestin, ganglions mésentériques engorgés ; dans les six autres cas, nous eûmes affaire à trois
péritonites suivies de pleurésies, et les trois derniers étaient trois
pleurésies purulentes simples, sans aucune complication ni du côté
des méninges ni du côté de l'abdomen.

A l'autopsie, grand fut notre étonnement de ne trouver aucune
autre lésion cadavérique. Nous disséquâmes toutes les veines du
bassin ; nous examinâmes les lymphatiques, le canal thoracique,
les reins, le foie, la rate, le pancréas, l'utérus, les ovaires. Le tube
digestif fut ouvert, et nous ne trouvâmes que quelques ulcérations.

superficielles dans l'intestin grêle et dans le gros intestin ; le foie
était volumineux, mais ne présentait aucune altération. Le cerveau,
les méninges, les sinus, furent examinés avec la plus scrupuleuse
attention, et nous ne découvrîmes aucun atome de pus ; des taches
ecchymotiques sous la membrane interne des veines et sous la
plèvre, taches que nous avons notées dans l'anatomie pathologique.
Nous disséquâmes avec soin les veines des membres abdominaux,
nous ouvrîmes les symphpses du bassin ; rien, absolument rien.

Alors nous vîmes, pendant le mois d'octobre, les pleurésies purulentes, doubles ou simples, être la lésion de beaucoup la plus constante, puisque, sur 42 nécropsies, 4 fois seulement l'épanchement
purulent dans l'abdomen fut la seule lésion, 6 fois l'épanchement
thoracique a coïncidé avec l'épanchement abdominal, 6 fois la pleurésie a débuté, et la péritonite a été secondaire.

Sur les 19 malades qui sortirent heureusement de cette épidémie,
12 eurent des phénomènes du côté du ventre ou de la poitrine ; 7
seulement du côté du thorax ; puis l'épidémie diminua, le nombre
des malades atteintes de lésions thoraciques alla en s'affaissant jusqu'au mois de décembre, et ce fut la forme abdominale qui reprit
le dessus. En novembre, sur 44 malades atteintes de fièvre puerpérale, 10 seulement présentèrent des symptômes du côté de la poitrine ; sur 16 autopsies, 6 complications thoraciques ; et en décembre, sur 36 malades affectées de fièvre puerpérale, 4 seulement
eurent des symptômes du côté de la plèvre.

La forme abdominale prévalait de nouveau, mais elle avait aussi
subi l'influence de la constitution régnante ; le choléra ne faisait
plus que de rares victimes, son influence était nulle : aussi la
diarrhée avait cessé pour faire place à la constipation.

C'est aussi vers la même époque, du 15 septembre au 1er octobre,
que chaque année les fièvres automnales à forme bilieuse se décla-
rent ; tous les ans aussi, l'on voit, à la suite de ces brusques variations de température entremêlées de pluie, de froid plus ou moins
humide, les affections thoraciques être très-fréquentes. En septem-

bre 1854, se déclara à Paris une épidémie de pneumonies et de pleurésies bilieuses, qui revêtaient aussi la forme de la constitution
régnante. Il y en eut un grand nombre, et il n'est pas étonnant que
l'influence saisonnière et le génie épidémique régnant à cette
époque imprimassent leur cachet à une épidémie de fièvre puerpérale. Deux choses encore viennent à l'appui de notre manière de
voir : l'épidémie de pleurésie et de pneumonie bilieuse cessa vers la
fin de novembre dans les hôpitaux, ou au moins elle diminua sensiblement ; la forme pectorale disparut complétement, et ne fut plus,
comme toujours, qu'un phénomène secondaire; le choléra quitta
Paris; à la Maternité, les diarrhées cessèrent et furent remplacées
par de la constipation.

Toutes ces métamorphoses, toutes ces phases diverses, doivent
être notées avec grand soin, parce que, s'inspirant de la constitution régnante, le médecin pourra beaucoup mieux instituer le traitement, et surtout le traitement prophylactique. La médecine ne
doit pas se borner à combattre la maladie, une fois que celle-ci est à
sa période d'état, car souvent elle est alors impuissante; elle doit
faire tous ses efforts pour la prévenir : ce qui est bien plus important, bien plus utile; et cependant la prophylaxie est bien souvent
négligée ou tout au moins imparfaite.

Terminaisons. — La fièvre puerpérale a plusieurs modes de terminaison, modes qui sont soumis aussi à la forme qu'elle a affectée,
aux influences climatériques et saisonnières, à l'époque où se trouve
l'épidémie, si c'est au commencement et à la fin. Et, quelque ancienne que soit la théorie des crises, des métastases, quelque impossibilité que l'on éprouve à expliquer le mode de production, d'évo-
lution, de ces phénomènes critiques, ils n'en sont pas moins constants,
et sont là pour attester tous les efforts que fait l'organisme pour se
débarrasser du principe délétère qui est la cause de la maladie.

Dans certains cas, ce sont des vomissements bilieux ou une diarrhée
bilieuse très-abondante qui ont jugé la maladie; dans d'autres, ce

sont des suppurations partielles, qui, d'abord crises favorables, deviendront, à leur tour, causes de faiblesse, d'intoxication putride, et feront périr secondairement les malades. L'organisme a été épuisé par le suprême effort qu'il a fait pour se soustraire au poison qu'il avait absorbé, il reste en route, et ce qui devait hâter la guérison est la cause de la mort. Des érysipèles ambulants se sont vus à la fin de nos épidémies en 1854. Mais, parmi ces phénomènes critiques, le plus commun qu'il nous a été donné d'observer est la phlébite spontanée et ulcératrice des veines du membre abdominal, des saphènes internes et externes ; puis, par ordre de fréquence, les phlegmons de la parotide, les abcès dans les muscles, les arthrites suppurées.

Deux malades seulement, sur vingt-six qui présentèrent ces exemples de suppuration spontanée, succombèrent : ce furent deux femmes qui furent atteintes d'arthrite, arthrite qui suppura et qui donna lieu dans la suite à tous les accidents toxiques de la résorption purulente. Les vingt-quatre autres guérirent dans un laps de temps plus ou moins considérable, mais qui ne fut jamais plus court que deux septénaires.

Ce fut exclusivement dans la forme abdominale que ces faits critiques se produisirent, jamais dans la forme pectorale. Le mode de développement de ces collections purulentes est très-curieux à étudier ; les femmes qui avaient des douleurs abdominales assez vives, un peu de météorisme, étaient prises d'une diarrhée bilieuse abondante ou de vomissements ; la douleur disparaissait, la fièvre tombait, et les malades accusaient alors une douleur plus ou moins lancinante, une sensation de chaleur, de tuméfaction, dans le point ou les points qui étaient le siége de la fluxion. Souvent pas de gonflement appréciable ; douleur au toucher, chaleur, si c'était une phlébite ; le trajet de la veine était rouge, douloureux, et l'on pouvait constater la dureté de la veine oblitérée par des caillots.

La phlébite était externe et interne, le tissu cellulaire de la gaîne suppurait, en même temps qu'il se formait un travail ulcératif, une gangrène moléculaire de dedans en dehors dans les tuniques du vaisseau. Si l'on abandonnait ce travail aux forces de l'organisme, si le médecin n'intervenait pas, on voyait petit à petit une tumeur grosse comme un œuf de pigeon se former. Quelquefois plusieurs tumeurs se formaient ensemble, et si la malade était affectée de varices, c'était aux nodosités que se faisait sa collection ; puis, le travail ulcératif, détruisant toujours de la partie la plus profonde à la plus superficielle, la peau s'amincissait à un tel point qu'il ne restait plus que l'épiderme soulevé par de la sérosité sanguinolente et puriforme. Ces phlyctènes ressemblaient à celles qui surviennent sur un membre fracturé, dans certains cas de fractures multiples avec lacération des parties molles par les fragments ; bientôt ces phlyctènes se rompaient et donnaient passage à du pus toujours mêlé à du sang altéré. Une fois nous fûmes obligé de faire une compression méthodique pour arrêter une hémorrhagie de la saphène interne.

Les phlébites spontanées ont été de tout temps signalées par les auteurs ; et Deneux a donné l'observation d'une malade qui eut, sans cause externe, une phlébite des membres thoraciques. Ces suppurations peuvent exister en plusieurs endroits à la fois ; ainsi dans l'observation 30, nous avons eu un phlegmon énorme de la parotide, et les deux saphènes internes furent prises tour à tour, suppurèrent, et cependant la malade guérit.

Pendant l'année 1854, nous observâmes, comme terminaison de la fièvre puerpérale, 4 phlegmons de la parotide, 8 phlegmons du bras et de l'avant-bras, 1 phlegmon profond de la paume de la main, et qui entraîna la mort, accompagné qu'il était d'une arthrite du coude et du genou.

Quand il y a de ces foyers purulents multiples, et que la terminaison fatale doit avoir lieu, une fièvre secondaire s'allume ; de petits frissons erratiques, des douleurs contusives dans les membres, douleurs lombaires souvent assez vives, commencent cette période, que rien alors ne peut maîtriser.

La langue devient sèche, rouge, elle se fendille ; les narines sont pulvérulentes; en un mot, la fièvre hectique s'allume, et les malades tombent habituellement dans un subdélirium interrompu par des rêves effrayants, par de profonds soupirs, et par des cris perçants. Quelquefois cette lutte terrible, cette longue agonie que vous croiriez devoir se terminer bientôt, se prolonge encore pendant deux où trois jours.

Nous avons vu, à la suite de ces vastes et longues suppurations qui minent lentement l'organisme, la fièvre s'allumer, au moment où les malades étaient sur le point d'être entièrement guéries, et la tuberculisation pulmonaire se manifester par des signes stéthoscopiques et rationnels.

Mais, en dehors de ces formes variées de terminaison, quand la maladie doit se terminer heureusement sans avoir recours à ces moyens insolites, il est rare de ne pas voir, du jour au lendemain, un changement notable survenir surtout dans l'expression de la physionomie : un des premiers phénomènes qui indiquent le retour à la santé, c'est l'humidité de la langue, qui coïncide avec la diminution ou la disparition complète de la diarrhée, si elle a existé; au contraire, si la constipation avait été observée, une diarrhée bilieuse salutaire survient et fait disparaître le météorisme. Dans la forme pectorale, la dyspnée diminuait avec la fièvre, et souvent aussi une diarrhée ou une diurèse abondante jugeait la maladie, et l'épanchement commençait à décroître.

Une fois nous avons pratiqué la thoracentèse, entre le cinquième et le sixième espace intercostal (obs. 51), la pleurésie n'existait que d'un côté de la poitrine ; point d'autres phénomènes morbides. Mais, malgré le soin que nous eûmes d'enfoncer le trois-quarts, de le retirer, de l'agiter en tout sens, de pousser une injection dans la canule, quelques gouttelettes de liquide purulent épais sortirent seulement et coulèrent au dehors.

A l'autopsie, nous trouvâmes une épaisseur énorme de pseudo-membranes; le pus était visqueux, épais, tenant en suspension un grand nombre de flocons fibrineux ; sa densité allait croissant du sommet à la base de la poitrine. Il eût fallu faire la ponction beaucoup plus haut, et on eût pu la faire sans danger ; car le poumon comprimé était tout à fait collé contre le médiastin, et ne pouvait, à cause de son peu d'épaisseur, être atteint par le trocarts.

Si la terminaison doit être heureuse, c'est habituellement, du deuxième au troisième jour que le mieux se fait sentir ; autrement tous les phénomènes s'aggravent, et la mort arrive tantôt brusquement, tantôt après une longue agonie.

Dans certains cas, il survient des hémorrhagies passives qui hâtent la mort, point de ressemblance de plus avec le typhus ; nous avons été témoin d'épistaxis que rien ne pouvait arrêter, de métrorrhagies considérables ; à l'autopsie, nous trouvions l'utérus exsangue, sans avoir jamais vu des morceaux de placenta ou de membranes pouvoir expliquer par leur présence ces pertes de sang promptement mortelles.

Le sang alors est excessivement fluide et tache très-peu le linge qui en est imbibé ; dans la forme pectorale, nous avons vu deux hémorrhagies de cette nature ; mais généralement la mort est moins foudroyante, moins rapide. Des auteurs, M. Alexis Moreau entre autres (thèse déjà citée), rapportent que quelques heures, quelques minutes, ont suffi pour terminer le drame. Nous n'avons rien vu de semblable ; et pour expliquer une fin aussi brusque, aussi instantanée, on a recours à l'introduction de l'air dans les sinus utérins. Cette idée mérite d'être discutée et approfondie, mais nous pensons que les recherches sont bien difficiles.

DIAGNOSTIC.—En temps d'épidémie dans l'hôpital où sévit la fièvre puerpérale, le diagnostic est presque toujours facile ; mais il est quelquefois difficile, en ville, de distinguer une métro-péritonite d'une fièvre puerpérale à forme inflammatoire. Cette forme n'ayant pas existé dans cette épidémie, nous n'avons pas éprouvé ces difficultés ; nous avons pourtant observé une métro-péritonite franchement inflammatoire, à la suite d'un accouchement laborieux par la longueur du travail ; mais la maladie marche bien moins vite, les douleurs sont beaucoup plus vives, la face vultueuse, en un mot, tous les symptômes inflammatoires beaucoup plus tranchés.

La forme typhoïde se distinguera de la fièvre typhoïde proprement dite, par l'absence des prodromes, par l'absence de taches rosées lenticulaires, et même de taches bleues, quand la maladie se prolonge, enfin surtout par l'état puerpéral.

La soif ardente, la sécheresse de la langue, la longueur du frisson, la fétidité de l'haleine, le froid des extrémités, suffiront presque toujours pour distinguer une fièvre puerpérale au début, de cette fièvre éphémère qui survient quelquefois au commencement de la sécrétion laiteuse, fièvre qui est le signe de quelques altérations de sécrétion qui se jugent toutes seules, par une forte diaphorèse et des urines sédimenteuses, mais qui ne s'accompagnent jamais de l'altération et de l'expression particulière de la face, comme dans la fièvre puerpérale.

Pour la forme pectorale, la dyspnée, quelque faible qu'elle soit, l'absence de douleurs de ventre, la douleur sous-sternale, si elle existe, et plus tard les signes fournis par l'auscultation et la percursion, aideront à porter un diagnostic certain. Nous insistons beaucoup sur la dyspnée, sur l'essoufflement des malades, que nous avons toujours vus dans la forme pectorale. La dyspnée est un signe constant, quelquefois peu appréciable, surtout si la douleur sous-sternale ou sous-mammaire fait défaut, et qui passerait complétement inaperçue si l'on n'était pas prévenu, et nous croyons que, si l'on avait eu toujours le soin d'ausculter toutes les malades, la pleurésie consécutive ou concomitante à la péritonite aurait été bien plus souvent notée par les auteurs, parce qu'elle ne serait pas passée inaperçue.

La forme gangréneuse s'accompagne presque toujours de quelque altération de la bouche ; le boursouflement des gencives, la présence d'un liséré bleuâtre au collet de la dent, l'état fongueux de la muqueuse gingivale, la fétidité de l'haleine, pourront vous faire sup-

7

poser, en l'absence de douleurs abdominales vives, le commencement d'eschares gangréneuses que l'examen direct vous montrera. Le frisson initial, la fréquence du pouls, accompagnent cette forme, mais n'ont pas par eux-mêmes de valeur séméiotique.

Pronostic.— Le pronostic de la fièvre puerpérale est toujours très-grave, et d'autant plus grave en temps d'épidémie que l'on est au commencement ou dans la période d'état. A tout prendre et sans complications, la forme gangréneuse est la moins grave; mais il faut toujours se tenir en éveil, surtout en face des influences nosocomiales. L'altération des traits, la longueur du frisson, la petitesse du pouls, la diarrhée fétide, l'absence de réaction, le désespoir de la malade, feront porter le pronostic le plus funeste. Au reste, les chiffres que nous avons fournis parleront plus haut que tout ce que nous pourrions dire.

Étiologie. — La cause prochaine de la fièvre puerpérale est insaisissable comme la cause de toute maladie épidémique; mais l'ensemble des symptômes, et surtout leur caractère spécial, doit nous porter à admettre qu'elle est due à une altération primitive de tous les liquides de l'économie; qu'elle est produite par un principe toxique qui échappe à toutes nos recherches, que nous observons dans ses effets, et dont nous ignorons entièrement l'essence. Mais, si la genèse de la maladie nous échappe, il n'en est pas de même de certaines causes prédisposantes.

Pléthore séreuse. — Il est une cause éloignée, c'est vrai, mais qui n'en a pas moins une valeur réelle, cause que nous n'avons vue signalée nulle part, c'est la pléthore séreuse qui existe chez les femmes enceintes, pléthore séreuse qui s'accompagne toujours d'anémie globulaire. C'est un fait maintenant reconnu par un grand nombre de médecins et d'accoucheurs que presque toutes les femmes enceintes sont chloro-anémiques, que tous les phénomènes de pléthore ne

sont dus qu'à la réplétion du système sanguin par les parties liquides
du sang, devenues plus considérables.

Cette chloro-anémie est un état physiologique probablement né-
cessaire, puisqu'il se rencontre chez l'immense majorité des femmes
enceintes; mais il est une certaine mesure qu'elles ne doivent pas
dépasser, sous peine de voir se créer chez elles divers états pathologiques. Sur 140 femmes enceintes, nous avons constaté 132 fois du
souffle dans les vaisseaux du cou. Nous avons ausculté nos malades
et debout et couchées, car souvent le souffle varie d'intensité, suivant
la position de la femme. Les bruits du cœur sont en même temps
éclatants et sonores, et ces phénomènes stéthoscopiques, lorsqu'ils
sont considérables, coïncident presque toujours avec de l'œdème ou
au moins avec de la céphalalgie, des palpitations, des tintements
d'oreille, et de mauvaises digestions.

Maintenant encore beaucoup de médecins saignent les femmes enceintes, et ils ont, suivant nous, grand tort; car ils augmentent la
maladie, qui, après un moment de mieux apparent, prend sa marche
avec plus de violence que jamais. Pourquoi habituellement saigne-
t-on une femme enceinte arrivée au terme de quatre à cinq mois? Le
sait-on seulement quelquefois? Tantôt c'est l'habitude de la malade
qui a été saignée dans ses grossesses antérieures; tantôt le médecin se
laisse aller aux obsessions de la famille, de la mère surtout, qui accu-
sera l'accoucheur d'ignorance et d'impéritie, si ce dernier ne suit
pas ses sages conseils. Quelquefois cependant il existe quelques symptômes; nous ne parlons pas ici des cas où la saignée est tout à fait
indiquée, comme dans les cas de pléthore utérine, où la femme perd
un peu de sang et est menacée de faire une fausse couche. Mais voyons
quels sont les phénomènes qui ont pu faire rester dans la pratique
une coutume aussi irrationnelle. Prenons un exemple. Une femme
enceinte de quatre mois et demi à cinq mois se plaint d'étourdisse-
ments, elle a des bouffées de chaleur qui lui montent à la tête, des
tintements d'oreille; elle digère mal, elle a souvent des douleurs
lombaires. Examinez cette femme avec soin, auscultez-la, et vous

trouverez un souffle considérable dans les vaisseaux du cou ; il y a
chlorose, chlorose qui engendre les mauvaises digestions , qui est la
cause de la constipation, et par suite des douleurs lombaires. Et cependant, croyant à une pléthore sanguine , on la saigne. En la sai-
gnant, qu'a-t-on fait? On a augmenté son anémie globulaire , et on
a privé la masse du sang d'une certaine quantité de sérum. Or, plus
vous diminuez le nombre des globules, plus le sérum augmente, et
il augmente avec une rapidité proportionnelle à la quantité de globules retirés. Tous les symptômes que cette malade présentait étaient
des symptômes de chloro-anémie, de dyspepsie. La saignée a diminué
momentanément la tension du système circulatoire, il y a eu soulagement ; mais, deux ou trois jours après, les mêmes phénomènes se re-
produisent avec plus de force : il faudrait donc avoir recours à une
nouvelle saignée. Mais alors où s'arrêtera la médication antiphlogistique, qui, à chaque fois qu'elle est employée, augmente la cause de
tous ces troubles fonctionnels? N'est-il pas de notoriété publique que
les chlorotiques demandent très-souvent à perdre du sang, persua-
dées qu'elles sont qu'elles en ont en trop grande abondance ?

Ne faites qu'une partie de cette saignée, enlevez le sérum et con-
servez les globules ; bien plus, augmentez leur nombre, et alors
vous verrez tout ce cortége de symptômes se dissiper comme par
enchantement : les indications sont parfaitement remplies par
les purgatifs salins d'une part, purgatifs répétés à de longs inter-
valles, pour ne pas causer la diarrhée, et de l'autre, par une nourriture réparatrice, souvent même par les martiaux et le quinquina.
Or cette anémie globulaire est augmentée par les chagrins, par la
mauvaise nourriture, les privations de toutes sortes; si la saignée
vient couronner l'œuvre, on voit survenir des œdèmes, des épanchements de sérosité dans le tissu cellulaire ; la parturition arrive, et
trouve une femme sans force, sans courage, dans l'impossibilité de
réagir contre les influences morbides, surtout à l'hôpital. Nous n'a-
vons pas pratiqué dix fois la phlébotomie sur 240 femmes qui ont été
dans notre service de femmes enceintes, et nous n'avons eu qu'à

nous louer de cette pratique prudente; 32 seulement furent atteintes de fièvre puerpérale, et sur ces 32, 8 seulement succombèrent.

La coutume de la saignée chez la femme enceinte est le reste de la doctrine physiologique. Tuer l'élément inflammatoire partout où il se trouve, ou plutôt partout où il semble se trouver, voilà la doctrine; la médication est facile alors, la saignée, toujours la saignée. Heureusement pour les malades que la réaction commence à se faire dans tous les esprits éclairés et réellement observateurs. On a répudié cette doctrine qui, faisant table rase de tout ce que les anciens avaient écrit, n'a eu foi que dans ses idées spéculatives et dans ses théories. On a vu tout le néant de cette doctrine spécieuse, qui, dans son amour pour la synthèse, avait tout rapporté à un seul phénomène, l'irritation, et n'avait alors qu'un seul traitement à opposer à toute manifestation pathologique, la saignée.

La pléthore séreuse n'est qu'une cause prédisposante, c'est vrai; mais, comme elle existe presque toujours, sinon constamment, nous l'avons placée en première ligne, et nous croyons qu'elle doit être prise en sérieuse considération, comme toutes les causes qui affaiblissent et dépriment l'organisme.

La *température* ne nous a pas paru avoir grande influence, et les oscillations de l'épidémie ont été assez insensibles, assez peu appréciables, ainsi qu'on a pu le voir par le tableau que nous avons fait.

Seulement, comme tous les observateurs qui nous ont devancés, nous avons vu que les variations brusques de chaleur ou de froid influaient pernicieusement sur les malades déjà atteintes.

Primiparité. Le fait a déjà été constaté par tous les auteurs, M. Lasserre entre autres, et la statistique que nous allons donner fournira une force nouvelle à son opinion. Sur 3,060 accouchements, il y a eu 640 femmes atteintes de fièvre puerpérale.

Sur 640 femmes malades, 410 primipares.

Sur 213 décès, 155 ont été fournis par des primipares. Pourrait-on expliquer cette mortalité plus considérable, par les chagrins beaucoup plus vifs que ressent une femme après une première faute ? Elle est plus jeune, sans expérience, elle redoute l'accouchement, elle s'inquiète de l'avenir. Au contraire, la femme multipare a déjà passé par toutes ces épreuves ; elle sait ce qui l'attend, et a bien moins d'émotions, bien moins de craintes, elle connaît le danger, elle y est habituée.

L'acclimatement est encore un fait bien démontré par l'expérience ; les femmes qui arrivent directement de la province sont plus souvent atteintes que les femmes qui viennent de Paris ; mais il y a à distinguer deux sortes d'acclimatement, l'acclimatement à Paris, l'acclimatement à l'hôpital.

Ainsi les femmes qui, étant déjà à Paris depuis plus d'un an, ont pu rester un mois, quinze jours même seulement, à se reposer à l'hôpital, à se baigner, à se nourrir, à être soignées en un mot, ont fourni un contingent très-minime de malades. Sur 160 qui étaient dans ces conditions hygiéniques, 15 seulement furent atteintes de fièvre puerpérale, et sur ces 15, 3 moururent.

Aussi devrait-on recevoir les femmes plus tôt à la Maternité, sans s'inquiéter du plus ou moins long temps de séjour à Paris ; les dépenses seraient plus fortes ; mais l'administration serait bien récompensée par la diminution de la mortalité.

Les chagrins, l'affreuse misère, en un mot toutes les passions dépressives, entrent pour beaucoup dans le développement de tous les états pathologiques, qui, naissant pendant la grossesse, prédisposent la nouvelle accouchée à contracter une fièvre puerpérale.

Les *manœuvres obstétricales* n'ont pas une influence aussi fâcheuse que quelques auteurs se sont plu à le dire. Et là encore, nous sommes heureux de nous rencontrer avec M. le professeur P. Dubois. En 1854, le nombre des accouchements qui ont réclamé l'intervention de l'art, a été de 81, ainsi répartis :

50 applications de forceps : 13 morts, dont 3 éclamptiques.

9 céphalotripsies : 3 morts, dont une rupture spontanée de l'utérus.

22 versions : 4 décès.

Hors du temps d'épidémie, nous voyons souvent les accouchements les plus laborieux n'être suivis d'aucun accident. Ceci arrive aussi pendant les épidémies, et nous avons remarqué que c'est plutôt la cause, qui fait que l'art doit intervenir, c'est-à-dire travail long, laborieux, sans possibilité de terminer l'accouchement, douleurs mauvaises, contractions incessantes, qui produit un tel épuisement nerveux, que la femme alors se trouve dans de très-mauvaises conditions. Et ceci est si vrai, que si l'art peut intervenir rapidement, de bonne heure, la malade n'est pas atteinte. C'est ce que nous avons vu plusieurs fois.

Nous n'avons rien observé qui pût nous permettre de formuler une opinion sur la contagion de la fièvre puerpérale; aussi nous abstenons-nous et restons-nous dans un doute méthodique.

Mais l'*encombrement* a une influence manifeste, *influence typhogène* par excellence, si nous pouvons employer ce mot-là; si les salles se trouvent remplies, les fièvres puerpérales seront plus graves. C'est, du reste, ce qui arrive dans toutes les maladies infectieuses. Ne voit-on pas, dans les salles de cholériques, dans les salles de blessés, se développer des typhus spontanément? Le miasme ne frappe-t-il pas alors avec une extrême violence? Pourquoi en serait-il autrement pour la fièvre puerpérale? l'air corrompu dont le renouvellement est difficile, impossible quelquefois, n'est-il pas le véhicule du poison? et la respiration pulmonaire, le moyen par lequel il entre dans l'organisme? De tout temps ces phénomènes se sont produits, de tout temps ils se produiront.

Nous ne devons pas oublier, comme cause prédisposante de fièvre puerpérale, la mort du fœtus dans le sein de sa mère. Cet accident est souvent causé par un état pathologique de la femme, et il n'est pas étonnant qu'une influence épidémique et nosocomiale, chez une femme déjà malade, puisse hâter l'explosion de la fièvre. Sur 88 femmes qui accouchèrent d'enfants morts, 33 eurent la fièvre puerpérale, 21 succombèrent; la proportion des maladies et des décès est énorme, et certes, ce n'est pas ici une simple coïncidence.

TRAITEMENT. — Nous avons indiqué, en faisant l'étiologie de la maladie, le traitement prophylactique, il est inutile d'y revenir ici ; quant au traitement curatif, voici ce qui nous a paru être le plus rationnel, et nous donner les résultats les plus satisfaisants.

Au commencement de l'épidémie à forme abdominale, le traitement antiphlogistique local fut employé sans aucun succès. Il n'a pour effet que de priver l'organisme des forces dont il a tant besoin pour réagir contre l'intoxication générale. C'est là encore une funeste conséquence de l'idée que la fièvre puerpérale n'existe pas comme maladie générale, que ce n'est qu'une péritonite. Aussi M. Dubois est-il très-sobre d'émissions sanguines, et ne les emploie-t-il qu'avec une très-grande réserve.

Au contraire, la médication évacuante et vomitive nous a donné souvent de merveilleux résultats; et, quand pour nous l'influence bilieuse de la constitution de l'année dernière a été bien manifeste, nous avons vu l'ipéca stibié, suivi le lendemain d'un purgatif salin, ou de 32 gram. d'huile de ricin, enrayer complétement la maladie. Si les douleurs abdominales persistaient, de larges vésicatoires sur le ventre achevaient la guérison ; mais il ne faut pas tergiverser, il ne faut pas attendre : sitôt qu'une femme a eu un frisson, que le pouls est petit, dépressible, que l'altération des traits, que les sueurs froides, suivies d'une prostration extrême, ont lieu, il faut agir, et agir énergiquement. Tout retard peut être funeste. Il faut stimuler l'organisme, lui donner la force de réagir, il faut favoriser les phénomènes critiques ; or l'ipéca stibié remplit ces indications ; il agit comme moyen évacuant et comme agent perturbateur. Aussitôt que la fièvre est tombée, il faut employer les toniques, les excitants diffusibles, l'excitant par excellence, le vin de Bordeaux. La convalescence est alors plus rapide.

L'ipéca stibié était évidemment le médicament qu'il fallait employer ; dans cette épidémie, tout l'appareil glandulaire de l'intestin était lésé, les phénomènes saburraux étaient constants ; l'amertume de la bouche, la douleur au foie, les phénomènes critiques qui soulageaient les malades, et qui n'étaient autre que des vomissements bilieux, ou des déjections alvines bilieuses : tout cela réuni, n'était-il pas, avec l'influence saisonnière et le génie épidémique, de nature à nous faire proscrire toute autre médication.

La médication antiphlogistique avait échoué ; les mercuriaux avaient causé, même à faibles doses, des salivations intarissables. La forme gangréneuse qui accompagne souvent la forme abdominale est, nous l'avons dit, souvent précédée d'un ramollissement des gencives, d'une espèce de scorbut ; la médication altérante était donc tout à fait contre-indiquée. Il fallait éviter tout ce qui pouvait affaiblir l'organisme ; il fallait, au contraire, lui donner la force de *fonctionner* la maladie.

Des frictions sur le ventre avec l'onguent belladoné nous ont donné une sédation assez fréquente des douleurs abdominales. Nous mettions 10 gram. d'extrait de belladone pour 40 gram. d'axonge ; nous n'avons jamais vu survenir d'accidents de narcotisme. Rappelons-nous que nous avions affaire à des malades, et qu'elles supportent souvent des doses énormes de médicament, qui, dans l'état de santé, les empoisonneraient infailliblement.

Ces frictions agissent de trois façons : 1° par la belladone, comme stupéfiant, comme calmant ; 2° comme corps gras, en rendant la peau plus souple, plus élastique ; 3° comme topique gras, en préservant l'abdomen de toutes les variations de température, et en maintenant à peu près la même chaleur pendant toute la journée.

L'opium, pris à l'intérieur, nous a rendu de bons services pour calmer les douleurs intermittentes qui ont leur siége dans les fosses iliaques ; il a souvent arrêté la diarrhée ; mais, avant de l'administrer, nous avions toujours soin d'administrer un purgatif léger ; son action est plus sûre.

Les grands bains, quand les fonctions de la peau ne se rétablissaient pas, quand elle restait sale, sèche, squameuse.

Dans la convalescence, l'alimentation devait être surveillée avec grand soin. La moindre nourriture un peu indigeste suffisait quelquefois pour rappeler des vomissements, une diarrhée incoercible. Aussi insistions-nous sur les potages, sur les soupes, et donnionsnous toujours un peu de vin à nos malades. La digestion est plus facile. Les alcooliques sont coupés par une eau gazeuse.

Dans la forme gangréneuse avec fièvre, mais sans complication abdominale, nous nous sommes souvent contenté de donner seulement l'ipéca, puis les toniques, les amers, les acides pour les gencives. Quant à l'ulcération, à la gangrène, on faisait sur les parties sphacelées des applications de perchlorure de fer. Ce sel agit trèsrapidement, et limite promptement l'eschare ; puis des injections tièdes avec quelques liquides aromatiques détergeaient les parties, en favorisaient la cicatrisation. Quelquefois, dans les cas de lochies très-fétides, nous avons employé les injections chlorurées. Puis, après l'injection, il faut avoir soin d'isoler les parties malades au moyen de charpie sèche.

Dans la forme pectorale, l'ipéca stibié, et les vésicatoires mis dès le début nous ont donné quelques bons résultats, mais pas aussi manifestes que dans la forme abdominale simple ou gangréneuse. La maladie était tout de suite trop grave, et l'état général était si promptement alarmant que la médication n'avait pas le temps d'agir. Une fois l'épanchement survenu, rien de plus difficile que d'enrayer la marche de la maladie et de l'amener à la guérison Nos succès ont été très-peu nombreux.

Conclusions.

Nous voici arrivé à la fin de ce travail, et s'il est une chose qui doive étonner, c'est le nombre d'auteurs qui ont considéré la fièvre puerpérale comme une inflammation. De nos jours pourtant, on a commencé à revenir sur cette opinion, et c'est à MM. Paul Dubois, Voillemier, Bouchut, que revient l'honneur d'avoir cherché une autre nature à la fièvre puerpérale que la nature inflammatoire.

Et d'abord la fièvre puerpérale est une maladie qui est le plus souvent épidémique, et en passant en revue toutes les maladies épidémiques, nous arrivons à cette conclusion : qu'il n'y en a pas une franchement inflammatoire, pas même la méningite rachidienne, qu'on a, avec raison, appelée typhus rachidien. Il est aussi un phénomène qui accompagne toutes les maladies épidémiques, quand elles sont graves; c'est l'*ataxie*, ataxie que l'on ne rencontre jamais dans la phlogose pure. Quand une maladie sortait des voies ordinaires, de la marche régulière et constante de la nature, les anciens disaient qu'il y avait *malignité*, que la *maladie délirait*. Les modernes ont remplacé ce mot *malignité*, par *ataxie*, et à ce dernier mot, se joint l'idée d'une oppression considérable des forces de résistance de l'organisme, par une cause que nous ne voyons pas, et que la lésion que nous observons ne peut pas expliquer. «In malignis, dit Stahl, anima obliviscitur et desipit; neque deinceps nec tuetur, nec vigilat. »

C'est là le propre de la fièvre puerpérale ; son caractère essentiel, c'est l'ataxie. Aussi disons-nous que la fièvre puerpérale est une fièvre infectieuse, ataxique, très-rapidement mortelle, endémique quelquefois, le plus souvent épidémique, que l'on doit placer à côté des typhus, dans la classe des pyrexies.

C'est une maladie générale, *totius substantiæ*, et non une inflammation du péritoine, une phlébite utérine, une lymphangite. Le plus souvent ces lésions ne sont que secondaires, ou, si elles arrivent primitivement, elles s'accompagnent alors de symptômes franchement inflammatoires, et non de cette ataxie, de cette adynamie profonde qui indique que la maladie est générale.

L'anatomie pathologique vient au reste à l'appui de cette manière de voir; si la mort est très-rapide, peu ou point de lésions, quelques cuillerées à peine de sérosité dans une cavité séreuse, quelquefois même rien. Si la maladie se prolonge, tous les caractères d'une maladie infectieuse, putride : fluidité extrême du sang, diffluence des organes, suffusions sanguines, ecchymoses dans le tissu cellulaire sous-séreux, ulcérations dans tout le tube digestif, engorgement des ganglions, gangrènes partielles. Rien de tout ce cortége de lésions dans la péritonite franchement inflammatoire, signes évidents de phlogose.

Toutes les épidémies de typhus et toutes les épidémies en général revêtent le caractère de la constitution régnante. Voyez Rœderer et Wagler, 1761; Tissot, 1753; Sarcone, 1776; lisez le récit de l'épidémie qui sévit dans les hôpitaux d'Oxendorf et de Romberg, en 1760. Aussi ne doit-on pas être étonné de voir la fièvre puerpérale prendre le type de la constitution régnante. C'est ce que nous avons démontré par les faits de ce travail. Le choléra sévit à Paris, toutes les fièvres puerpérales prennent la forme abdominale et diarrhéique. Le choléra cesse, la diarrhée disparaît.

Au mois d'octobre 1854, une nouvelle influence épidémique se fait sentir; c'est une épidémie d'affections thoraciques à forme bilieuse. Et pendant toute la moitié de septembre et tout le mois d'octobre, nous pouvons suivre les métamorphoses de l'épidémie; nous lui voyons trois phases bien distinctes :

1° Forme abdominale de la fièvre puerpérale, compliquée secondairement d'accidents pleurétiques dans la période d'augment;

2° Forme pectorale seule, ou compliquée secondairement d'accidents abdominaux dans la période d'état;

3° Forme tantôt pectorale, tantôt abdominale, avec des terminaisons très-variées, des anomalies sans nombre dans la période de déclin.

L'épidémie d'affections thoraciques a disparu, le choléra n'existe plus; la fièvre n'est plus à forme pectorale, ni à forme abdominale diarrhéique; c'est la forme abdominale, typhoïde, avec constipation qui a remplacé, et qui finit par s'éteindre. Il nous semble qu'en présence de pareils faits, on ne peut nier la généralisation de la fièvre puerpérale, l'immense part qu'ont l'influence saisonnière, le génie épidémique sur la forme qu'affecte la fièvre puerpérale, tout en gardant son caractère essentiel, l'*ataxie*, et, si la maladie se prolonge, la production du pus par une membrane séreuse quelconque.

C'est cette influence de la constitution régnante qui, donnant à la fièvre puerpérale sa forme, a fait dire à White qu'il n'y avait pas deux auteurs qui aient décrit cette maladie de la même manière. Ceci nous explique parfaitement les formes ataxique, bilieuse, adynamique, inflammatoire, putride, que l'on a vu successivement prédominer dans les épidémies de fièvre puerpérale.

Aussi toutes les causes déprimantes, le non-acclimatement, la mauvaise nourriture, les chagrins, l'encombrement, la primiparité, et surtout, et avant tout, l'*hydrémie* des femmes enceintes, la *pléthore séreuse*, sur laquelle nous avons insisté plus particulièrement, prédisposent singulièrement à la fièvre puerpérale.

Au contraire, tout ce qui peut relever l'organisme, le mettre en état de combattre victorieusement les influences morbifiques et nosocomicales, doit faire la base du traitement prophylactique; les chiffres que nous avons donnés prouvent surabondamment nos assertions; aussi proposons-nous comme traitement prophylactique :

1° De proscrire la saignée pendant la grossesse, comme favorisant la naissance de l'hydrémie, si elle n'existe pas, et l'augmentant si elle existe;

2° Nourriture réparatrice, quelquefois même médication analeptique et martiale;

3° Légers purgatifs, qui font l'office de saignée séreuse, sans augmenter l'anémie globulaire;

4° Éviter l'encombrement, en créant et en multipliant le nombre des maisons d'accouchements;

5° Acclimater la malade à Paris, à l'hôpital, et pour cela l'admettre plus tôt, sans faire attention à un plus ou moins long séjour à Paris.

De ce traitement prophylactique et des causes qui nous ont convaincu de son efficacité se déduit naturellement le traitement curatif:

1° Rejeter la médication antiphlogistique comme irrationnelle et funeste;

2° Donner à l'organisme la force de *fonctionner la maladie*, et pour cela, médication vomitive et purgative, révulsifs cutanés, vésicants, toniques, quelquefois même des excitants diffusibles.

Nous n'avons plus qu'un vœu à former, c'est que ce travail ait eu un but utile, et nous serons plus heureux que nous l'osons l'espérer, si nous sommes parvenu à prouver que la médication antiphlogistique est funeste pendant la grossesse et qu'elle doit être aussi complétement rejetée dans le traitement de la fièvre puerpérale. Puissent ces opinions avoir l'assentiment de nos maîtres !

Observations.

OBSERVATION Ire. — *Forme abdominale, pleurésie concomitante ; mort. Autopsie.*

Cass..., domestique, multipare, vingt-cinq ans, est à Paris depuis l'âge de vingt ans. Première grossesse à vingt ans ; sa deuxième à vingt-deux ans. A vingt-quatre ans, elle eut une troisième grossesse, qui se termina à six mois.

Elle accouche, le 31 décembre 1853, d'un enfant vivant ; la délivrance n'offre rien de particulier. Elle est transportée au n° 2 de la salle Sainte-Marthe ; elle a de la diarrhée depuis son accouchement.

Le 2 janvier 1854, à la visite du soir, nous trouvâmes la malade dans l'état suivant : faiblesse et concentration du pouls, de 120 à 130 ; le facies est plombé ; les yeux sont excavés. Elle ne se plaint que de diarrhée, qui est bilieuse ; pas de douleurs abdominales. Elle nous apprend qu'elle a eu de la diarrhée à deux reprises différentes pendant le mois de décembre. Elle parle bien, la voix est forte ; les urines sont sédimenteuses. — 20 gouttes de laudanum en lavement ; g. sp. ; j. diac., 45 grammes.

Le 3. Elle a eu un frisson qui lui a duré à peu près une demi-heure, et elle s'est réchauffée difficilement ; céphalalgie intense ; pas de météorisme du ventre. Les lochies sont séreuses ; diarrhée un peu moins fréquente ; 120 pulsations ; elle souffre en allant à la selle. (Bain de vapeur ; 2 quarts de lavem, laud., 20 gouttes ; cat. abdom. ; 2 bouillons.) Le soir, pas d'amélioration.

Le 4. Douleurs dans l'abdomen ; léger météorisme ; langue sale, goût d'amertume ; 130 pulsations ; facies plus pâle que la veille ; peine à se tourner ; diarrhée bilieuse continuelle. — G. sp., 2 p. ; j. diac., 45 grammes ; vésicatoire sur l'abdomen.

Le 5. La malade se plaint d'un point de côté très-douloureux au-dessous du mamelon droit ; pas de toux ni de crachats. A l'auscultation, pleurésie du côté droit remontant jusqu'à la pointe de l'omoplate ; matité très-considérable ; dyspnée d'abord légère ; orthopnée ; 125 pulsations. — Vésicatoire sur le côté droit ; g. sp. ; j. diac., 45 grammes ; saignée.

Le soir, la diarrhée a cessé, mais la dyspnée est extrême ; la face est hippocratique ; les narines sont pulvérulentes ; soif extrême ; le pouls est très-dépressible, mou, à 140.

Le 6, même état. (Sinapisme ; pot. cordiale avec 4 grammes extr. de kina ;

g. sp., Le météorisme abdominal n'a pas augmenté; lèvres bleuâtres; pouls à 140 pulsations.

Le 6, à six heures du soir, mort.

Autopsie trente-six heures après la mort. — La température est basse, le corps est rigide; le météorisme n'a pas augmenté; marbrures au cou, à la face.

Le cerveau est gorgé de sang noir dans ses sinus, ses enveloppes; rien dans les ventricules. Le substance cérébrale est ferme; très-peu de piqueté; l'utérus, les ovaires, la vessie, sont sains. L'abdomen ouvert laisse voir les intestins reliés entre eux par des plaques de pseudo-membranes purulentes; le liquide est séro-purulent, 800 grammes à peu près. Les intestins ouverts donnent des ulcérations dans le duodénum; les follicules de Brunner sont saillants, les bords sont élevés, grisâtres; l'ulcération est, à son centre, déprimée; sa tunique musculaire forme le plancher de l'ulcération.

Les glandes de Lieberkühn sont aussi ulcérées dans l'intestin grêle; elles sont au nombre de douze, et s'arrêtent à la valvulve iléo-cœcale. Rien dans le gros intestin; les ganglions mésentériques sont engorgés. Le foie est augmenté de volume; le sang noir qui le distend est très-fluide. La vésicule est très-distendue; la rate est diffluente; les reins n'ont rien, si ce n'est peut-être un peu d'augmentation de volume.

Le thorax ouvert laisse voir la pleurésie à droite; le liquide est moins purulent que dans l'abdomen : il y en a 550 grammes dans la plèvre. Pseudo-membranes sur les deux faces de la plèvre, peu épaisses, pas très-adhérentes; le poumon est rejeté vers le médiastin. Le cœur est refoulé à gauche; il est flasque, rempli de caillots mous. Le poumon gauche est sain; les ganglions bronchiques sont engorgés.

OBSERVATION II. — *Diarrhée avant l'accouchement ; fièvre puerpérale survenant le quatrième jour de sa couche, forme abdominale. Mort.*

Conv...., femme mariée, primipare, d'une bonne constitution, grande, forte, domestique du département du Bas-Rhin, vingt-cinq ans, a eu de la diarrhée bilieuse pendant les deux derniers mois de la grossesse, diarrhée alternant avec de la constipation.

Elle accouche naturellement le 3 janvier 1854.

La diarrhée continue, mais moins abondante; pas de fièvre; tout va bien jusqu'au 7 au soir. La diarrhée laiteuse se fait depuis sept heures; à onze heures du soir, diarrhée très-abondante; frisson initial, qui dure deux heures; douleurs abdominales légères.

Le 8, au matin. Voici l'état de la malade : la face est grippée, baignée de sueur froide; le pouls est à 120, petit, dépressible. Le ventre n'est pas météorisé, mais il est très-douloureux au toucher ; la respiration est diaphragmatique ; la langue rouge à la pointe, recouverte d'un enduit blanchâtre à sa base. Soif vive ; l'haleine est froide ; pas de vomissements. La voix est presque éteinte; les urines sont claires, assez abondantes ; les lochies très-peu purulentes, mais fétides. A l'auscultation, la respiration s'entend partout. — Bain de vapeurs sèches ; sinapismes ; frictions d'onguent mercuriel, 80 grammes; j. diac., 45 grammes ; 1 pil. op. 0,05 ; riz; g. sp.

Le 8, au soir, à cinq heures. Le délire l'a prise depuis quatre heures; elle rêvasse, elle rejette ses couvertures; le ventre n'est pas tuméfié ni météorisé ; les seins sont flétris; le pouls, petit et misérable, ondulant, ne peut plus se compter, à 160, 180; elle crie de temps à autre.

Le 9, elle succombe à quatre heures du matin.

Autopsie trente heures après la mort. — Le cadavre est rigide, la température est assez basse; le météorisme ne s'est pas développé; pas de traces de putréfaction.

Le cerveau est parfaitement sain; les méninges transparentes, non adhérentes. Les ventricules sont comme lavés ; une cuillerée à bouche de sérosité très-limpide dans les deux ventricules; rien à la base. Les poumons sont à l'état normal; les ganglions bronchiques ne sont pas augmentés de volume. Le foie est augmenté ; il est très-volumineux, mais de consistance normale; la rate est un peu molle, mais non diffluente. L'intestin grêle est relié à sa partie inférieure par quelques pseudo-membranes très-minces ; les parties de l'intestin accolées sont plus rougeâtres que les autres. Il y a un peu plus de fausses membranes au pourtour de l'ovaire droit, qui est sain. Les trompes, l'utérus, sont examinés; pas d'altération; un peu de sérosité louche dans le cul-de-sac péritonéal postérieur.

Rien dans les ganglions mésentériques ni dans le canal thoracique, rien dans les veines ovariques.

Le tube digestif ouvert laisse apercevoir quatre ulcérations dans le gros intestin; la muqueuse seule était ramollie; quelques plaques de Peyer ; quelques follicules de Lieberkühn gonflés et ramollis.

Le cœur est très-flasque ; rien dans les veines fémorales.

OBSERVATION III. — *Résistance du plancher du bassin ; application de forceps ; fièvre puerpérale à forme abdominale le troisième jour. Guérison.*

An.., fille primipare, vingt-deux ans, domestique, bonne constitution, bassin bien conformé, depuis deux ans à Paris.

Entrée à l'hôpital le 12 janvier 1854, à dix heures du matin, en douleurs. L'orifice est souple ; bonnes contractions. Cependant, vers sept heures du soir, le mouvement de rotation ne s'exécutant pas, et le plancher du bassin résistant, on se décide à terminer l'accouchement à l'aide du forceps ; la délivrance fut naturelle ; pas de diarrhée. Couchée au n° 17 de la salle Sainte-Marie.

Le 13. La malade va bien, elle est seulement un peu courbatue ; la langue est un peu blanche, le pouls à 85 puls. ; les lochies coulent bien, séro-sanguines. — G. sp., 2 pots.

Le 14. Même état, même prescription ; les seins sont un peu douloureux ; 80 puls. ; amertume de la bouche.

Le 15. Diarrhée ; frisson d'une demi-heure ; la langue est épaisse, la couche d'enduit est jaunâtre ; le foie est douloureux, le reste de l'abdomen insensible ; les seins, qui s'étaient tuméfiés, sont flasques ; les lochies sont fétides ; pas d'eschares ; pas de lésions à la vulve ; le pouls est à 120 puls. — Ipéca stibié, 1,50 et 0,05 ; till. or. ; j. sp., 2 p. ; j. diac. ; frictions belladonées, 10 grammes pour 30 sur l'abdomen.

Vomissements bilieux très-abondants ; quelques selles bilieuses ; la douleur du foie a disparu.

Le 15, au soir, le pouls est à 80 ; forte diaphorèse.

Le 16. La diaphorèse continue ; peau moite ; pouls à 70 puls. ; appétit ; plus de diarrhée. — Till. or. sp., 2 p. ; 3 bouill., 1 potage.

Le 17. Pouls à 60 ; pas de diarrhée. La malade a dormi et est très-bien ; elle va de mieux en mieux, et sort, le 22, en pleine convalescence.

OBSERVATION IV. — *Fièvre puerpérale à forme abdominale ; accouchement naturel ; mort. Autopsie.*

Marec..., fille primipare, vingt-cinq ans, domestique, depuis trois ans à Paris, depuis le 4 janvier à l'hôpital.

Pas de maladies antécédentes, si ce n'est de la diarrhée depuis huit jours.

Le 9, elle accouche heureusement.

Le 10. Frisson qui dure une heure ; 130 puls. La face est bleuâtre ; elle accuse une violente douleur dans tout le ventre ; le pouls est très-petit, presque filiforme ; pas de vomissements ; diarrhée très-fétide. — Opiacés , j. extr. kina.

Le 10, au soir. Les douleurs sont aussi vives dans toute l'étendue de l'abdomen ; le pouls est plus rapide, plus petit, à 140 ; langue rouge à la pointe, sèche ; météorisme. — Opium , 0,5 ; frictions mercurielles ; till. or. sp., 2 p. ; lavement laudan., 20 gouttes.

Le 11. Même état ; le pouls est un peu relevé ; diarrhée fétide ; vomituritions ; 140 puls., plus fortes ; la langue sèche comme du bois ; peau très-chaude. — Eau vineuse sp., 2 p. ; 40 sangsues ; till. or. sp., 2 p. ; cat.

Le 11, au soir. Le météorisme est augmenté ; pouls imperceptible, ondulent ; sueurs visqueuses ; froid aux extrémités ; la face est livide ; plus de douleurs à l'abdomen ; vomissements porracés. — Sinapismes ; pot. cordiale ; vésicatoires aux cuisses.

Le 12, même état ; la prostration est plus grande , le pouls imperceptible.

Le 13, elle succombe sans délire.

Autopsie. — Rien dans le cerveau ni dans la poitrine ; épanchement énorme de séro-pus dans l'abdomen ; les anses intestinales accolées, distendues par des gaz fétides.

Pas de lymphangite ni de métrite suppurée ; l'utérus est intact, dur ; le foie est tuméfié, la rate diffluente ; ulcérations dans les glandes de Lieberkühn ; trois ulcérations dans le gros intestin.

OBSERVATION V. — *Fièvre puerpérale à forme abdominale ; mort rapide.*

N° 3 , salle Sainte-Marthe.

Sim..., femme primipare , vingt-huit ans , depuis l'âge de vingt ans à Paris , bien menstruée, bien portante ; elle arrive en travail à la Maternité le 4 janvier. Elle accouche le même jour ; frisson dans la nuit.

Le 5. La malade n'est pas bien ; diarrhée abondante, bilieuse, fétide ; ténesme ; le pouls est à 130, petit ; frisson qui dure une heure. La figure est livide , la peau froide ; douleurs peu vives dans l'abdomen ; pas de vomissements. — Opium, 0,15 ; till. or. sp., 2 p.

Le 5, au soir. Pas de douleurs dans l'abdomen, si ce n'est en allant à la selle : elle y a été sept fois ; pouls à 140 , misérable ; la face est plombée ; délire tranquille ; profonds soupirs ; céphalalgie ; froids des extrémités. — Sinapismes ; pot. cordiale.

Le 6. Elle répond aux questions seulement d'un air hébété ; presque pas de douleurs dans le ventre ; pas de météorisme ; pouls à 140, petit, ondulant, filiforme ; les lochies sont fétides. — Till. or. sp., 2 p.; j. diac., 45 ; sinap. ; lav. laud., 20 gouttes ; 6 sangsues derrière les oreilles.

Le 6, au soir. Elle est pâle, comme si elle était morte ; coma entrecoupé de profonds soupirs. On ne sent plus la pulsation radiale ; mort à dix heures du soir.

Autopsie vingt-huit heures après la mort. — Le cadavre est rigide ; le ventre est pâteux, non météorisé ; sérosité dans les ventricules, dans le péricarde, dans les plèvres, mais très-peu abondante, une cuillerée à bouche à peine. Le cœur est très-mou (sang fluide) ; le foie est énorme, plus mou ; rate diffluente ; 250 grammes de sérosité, à peine trouble dans l'abdomen ; les intestins ne sont pas adhérents ; quelques taches ecchymotiques sous le péritoine viscéral ; les reins sont pâles, flasques ; l'utérus est revenu sur lui-même. Pas de pus ni dans les sinus, ni dans les trompes, ni dans les ovaires ; rien dans les vaisseaux du bassin.

OBSERVATION VI. — *Fièvre puerpérale à forme abdominale gangréneuse ; eschares. Guérison.*

G..., multipare, entrée à l'hôpital le 20 décembre 1853 ; diarrhée intense jusqu'à son accouchement, qui arriva le 11 janvier 1854. L'enfant est bien portant.

Le 12, au matin. Cette femme est pâle, anémiée ; souffle dans les carotides ; 90 pulsations, faibles ; langue pâteuse. Le ventre n'est sensible qu'à la pression ; pas de coliques, pas d'envies de vomir. — Till. or. sp., 2 p. ; j. diac., 45 grammes ; trois quarts de lav. laud., 20 gouttes.

Le 12, au soir. La malade a eu un frisson violent qui a duré trois quarts d'heure ; la face est pâle, la langue sale, la diarrhée a continué ; le pouls est à 110, petit ; la douleur du ventre est obtuse. Elle dit qu'elle a mal aux parties génitales : en effet, en entr'ouvrant les grandes lèvres, on voit une eschare noire qui laisse écouler un liquide fétide, et qui remonte jusqu'au vagin, à 3 centimètres de l'orifice ; pas de douleurs au toucher de l'utérus, mais douleurs très-vives quand on introduit le doigt ; pas de sécrétion laiteuse. — Cautérisation au perchlorure de fer, injections tièdes, charpie entre les eschares ; deux quarts lavem. laud., 20 gouttes, à prendre après l'ipéca stibié, si la diarrhée continuait trop intense.

Le 13, mieux sensible ; la langue est moins sale, plus humide ; les vomissements bilieux provoqués l'ont beaucoup soulagée ; pas de selles ; le pouls est à 90, large ; la figure est calme. On n'a pas donné les lavements. — Till. or. sp. ; julep diacode, 45 gr. ; quart lav. laud., 10 gouttes.

Le 14, le mieux continue ; les eschares sont pansées avec du vin aromatique ; 70 pulsations, une selle diarrhéique. — 2 bouillons, un potage ; till. or. sp., 2 pots.

Le 15, elle va bien, demande à manger; la sécrétion laiteuse se fait. — 2 bouillons. 2 potages; till. or. sp., 2 p.

Le 17, pas de diarrhée. Elle a un œuf à la coque.

Le 23, elle sort convalescente et ayant déjà repris un peu; il n'y a plus que de la rougeur à la place des eschares.

OBSERVATION VII. — *Fièvre puerpérale à forme abdominale; guérison. L'enfant pris le troisième jour; mort.*

Bouc..., vingt-quatre ans, multipare, trois couches successives heureuses; arrive à l'hôpital le 21 janvier 1854. Elle monte à la salle d'accouchements le 26; accouchement naturel. L'enfant, du sexe masculin, pèse 3 kilogr. 125 gr.

Le 27 et le 28 se passèrent sans accidents. — 3 selles diarrhéiques.

Le 29, la malade eut sa sécrétion laiteuse; le pouls est à 70.

Le 29, au soir, frisson qui dure dix minutes, céphalalgie sus-orbitaire très-intense; le pouls est à 120, assez plein; la face est pâle; quelques douleurs abdominales, surtout dans la fosse iliaque droite et à la région hépatique; langue très-sale, amertume de la bouche, anorexie, diarrhée bilieuse. — Tilleul, or. sp., 2 pots; bouill. d'herbes, sedlitz; cataplasmes; 2 bouillons.

Le 30, le pouls est à 100, la sécrétion laiteuse s'effectue très-rapidement et très-bien, diaphorèse très-abondante, plus de douleurs de ventre; elle a eu 8 selles, elle se sent très-soulagée.

Le mieux se soutint, et elle allaita son enfant jusqu'au quatrième jour. Le soir du troisième, l'enfant eut quelques coliques; diarrhée verte, ballonnement du ventre, yeux excavés; le pouls est incalculable.

Il meurt le 1er février, à huit heures du soir.

Autopsie de l'enfant quinze heures après la mort. — Le ventre est vert partout, ballonné; la température est basse, humide; épanchement séro-purulent, pas de pus dans les veines ombilicales.

La mère sortit le 8 février, bien portante.

OBSERVATION VIII. — *Fièvre puerpérale, forme abdominale; diarrhée. Mort.*

Ben..., vingt et un ans, bonne constitution, brodeuse, à Paris depuis trois jours, arrive en douleurs le 17 janvier 1854, et accouche le même jour, à une heure du soir.

Elle a souffert pendant toute sa grossesse, s'est mal nourrie; chagrin: diarrhée depuis dix jours. Salle Sainte-Marie, n° 20.

Le 17, au soir, soif très-vive, diarrhée bilieuse; le pouls est concentré, petit: quelques petits frissons erratiques, 115 pulsations, pas de douleurs de ventre.

pas de tranchées utérines. — Tilleul or. sp., 2 pots; j. diac., 45 gr.; catapl. abdominal.

Le 18, même état, légère douleur à la région hépatique et dans les reins; le pouls est à 115; quelques légers frissons; langue sale, anorexie, soif, diarrhée.— *Ut supra.*

Le 19, au matin, frisson très-violent qui dure vingt minutes; facies hippocratique; pouls à 140, petit pendant le frisson; après il devient plus ample, à 120; pas de météorisme; douleurs générales, courbature, diarrhée. — Tilleul or. sp., 2 pots; j. diac., 45 gr.; catapl.; quart lav. laud., 10 gouttes.

Le 20, mieux, sueurs très-abondantes, le pouls est à 100; la langue moins sale, plus humide; quelques douleurs de ventre, les lochies coulent bien, diarrhée, pas de *sécrétion lactée.* — Ipéca stibié, 1 gr. 50 c. et 00,5 c.; tilleul or. sp., 2 pots.

Le 21, mieux, *épistaxis légère* le soir.

Le 22, frisson, la diarrhée continue, et la malade va en s'affaiblissant de jour en jour, malgré les cordiaux et les opiacés, et elle meurt le 27, au soir.

Autopsie. — Sérosité très-peu considérable dans le péritoine; même mollesse des organes; pseudo-membranes très-minimes, follicules de Brunner ulcérés, ulcérations des glandes de Lieberkühn, rien dans le gros intestin.

OBSERVATION IX. — *Fièvre puerpérale à forme abdominale; diarrhée, constipation, mort. Autopsie, phlegmon de la rate.*

Hoff..., primipare, vingt-cinq ans, domestique, depuis trois ans à Paris, entre, le 20 janvier, à la Maternité.

Le 24, accouchement naturel.

Le 25, au soir, transportée au n° 21 de la salle Sainte-Marie. Elle a de la diarrhée depuis huit jours; dans la nuit, à trois heures du matin, deux selles coup sur coup, très-fétides; frisson qui dure une heure.

Le 26, face très-altérée, pas de douleurs abdominales; le pouls est filiforme, 140 pulsations; la peau couverte de sueur froide; la langue pâteuse, enduit très-épais, haleine fétide. — Ipéca stibié, 1,50; till. or. sp., 2 pots.

Le soir, réaction franche, sueurs chaudes. La malade est mieux, pas de météorisme, pas de selles, elle se trouve très-bien (julep diacode, 45 gr.), pouls à 110 pulsations.

Le 27, le mieux se continue; le soir, selle diarrhéique très-copieuse, fétide; le pouls est à 120, plus fort que l'avant-veille.

Le 28, frisson prolongé, le ventre est aplati comme dans le choléra, pas de selles; pouls très-petit, 130 pulsations; la figure est grippée; pas de douleurs ni au foie ni à la rate.

Le soir, frisson erratique, pouls à 140, pâleur cyanique de la face, douleur très-vive dans l'hypochondre gauche. — Julep diacode, 45 gr.; till. or. sp.; vésicatoire.

Le 29, même prostration. — Potion cordiale, 4 bouillons.

Le 30, même état, pas de météorisme, la douleur a diminué.

Le 2 février, à dix heures du soir, elle succombe, n'ayant pas eu de diarrhée depuis le 27.

Autopsie. — Tous les organes sont successivement examinés : aucune lésion, les veines du bassin sont saines, rien dans les organes du thorax ; la rate seule, à son centre, contenait une collection purulente de la grosseur d'un œuf de poule (c'est une cavité tapissée d'une fausse membrane); les veines spléniques n'ont aucun caillot, aucune collection purulente, les artères non plus ; le pus est concret, verdâtre, sans odeur ; pas d'ulcérations dans l'intestin grêle, deux ulcérations très-superficielles dans l'ampoule rectale.

OBSERVATION X. — *Fièvre puerpérale à forme abdominale ; arthrite de l'articulation radio-carpienne ; mort. Autopsie.*

B..., primipare, vingt-deux ans, domestique, depuis deux ans à Paris, dans un mauvais garni depuis un mois quand elle entre à l'hôpital, diarrhée depuis quinze jours.

Le 5 février, elle entre en douleurs ; elle accouche quatre heures après son arrivée, naturellement.

Le 6, frisson, fièvre, céphalalgie, douleurs abdominales peu vives, léger météorisme.

Le soir, un peu de délire ; pouls petit, à 130 ; pas d'envie de vomir.

Le 7, le ventre n'est pas météorisé ; elle a deux selles non fétides par une bouteille d'eau de Sedlitz ; le pouls est meilleur, la langue moins chargée, sécrétion laiteuse. — Till. or. sp.; julep diacode, 45 gr.; 4 bouillons.

Le 8, frissons erratiques, facies hippocratique, pouls à 140, le délire revient, carphologie; douleurs très-vives dans le bras droit, surtout au poignet; légère rougeur, mouvements impossibles, 3 selles bilieuses. — *Ut supra.*

Le 9, fluctuation manifeste dans la paume de la main, large incision; pus bien lié, à peu près 50 gr., qu'on fait sortir en pressant sur la partie supérieure de l'avant-bras.

Le 10, frissons, délire, agitation, facies terreux, diarrhée colliquative, articulation tuméfiée.

Le 11, mort.

Autopsie. — Rien dans le péritoine, tout est sain, articulation radio-carpienne remplie de pus; phlegmon diffus de l'avant-bras, de la paume de la main; ulcération des glandes de Liberkühn, cœur très-mou, sang très-fluide, quelques plaques de Peyer, ganglions mésentériques gonflés.

OBSERVATION XI. — *Fièvre puerpérale, hémorrhagie après l'accouchement, épanchement très-rapide dans l'abdomen; mort.*

F..., primipare, dix-huit ans, brodeuse, chlorotique, mal nourrie pendant sa grossesse, chagrins, arrive en douleurs le 6 février 1854.

Le 7, à cinq heures du matin, accouchement; légère hémorrhagie arrêtée par deux doses de seigle.

Le soir, facies caractéristique: deux frissons très-violents dans la journée, vomissements porracés, pouls à peine sensible, douleurs abdominales, météorisme. — Potion cordiale; vin de Bordeaux, 125 gr.; 2 pilules op.; eau rougie sp.; bain de vapeurs, sinapismes.

Le 8, à dix heures du matin, mort.

Autopsie. — Épanchement de sérosité purulente dans l'abdomen, intestins accolés par de la pseudo-membrane; 250 gr. de liquide; météorisme énorme, rien dans les autres organes.

OBSERVATION XII. — *Fièvre puerpérale à forme abdominale; vomissements bilieux, phlébite des deux saphènes. Guérison, diarrhée après l'accouchement.*

C..., primipare, dix-neuf ans, n'a jamais été malade; blanchisseuse, n'a pas quitté Paris; leucorrhée depuis trois mois.

Entre à l'hôpital le 15 février; le 25, elle accouche d'un enfant bien portant; deux heures après l'accouchement, diarrhée bilieuse assez forte; fièvre, 120 pulsations; la langue sale, large; pas d'altérations de la face, le ventre douloureux au niveau du foie, sensibilité dans la fosse iliaque gauche, sécrétion laiteuse. — Till. or. sp., 2 pots; julep diacode, 45 gr.; 2 bouillons.

Le 16, vomissements bilieux qui soulagent la malade, forte diaphorèse, urines sédimenteuses, lochies fétides, pas d'eschares, souffle dans les carotides; le pouls à 110, souple.

Le 17, l'amertume persistant, l'enduit de la langue existant (ipéca stibié, 1,50 et 0,05; till. or. sp., 2 pots); forte diaphorèse, vomissements abondants bilieux, sommeil de cinq heures, n'a plus mal au ventre le soir, pouls à 90.

Le 18, douleurs dans les deux jambes; le pouls est à 90 pulsations, rien ne peut être senti ni vu, pas de rougeur ni de tumeur.

Le 19, langue bonne, figure gaie; la malade se plaint seulement de douleurs dans les jambes, engourdissements et chaleur, légère rougeur sur le trajet des deux saphènes internes.

Le 20, rougeur très-vive, gonflement, pouls à 100; la malade a faim (2 bouillons, 2 potages; vin de Bordeaux, 125 gr.; lavem. émollient, catapl.); le phlegmon marche.

Le 25, la saphène droite, ouverte spontanément, donne issue à du pus.

Le 27, la saphène gauche suppure. — Grands bains, catapl.; une portion.

Elle sort guérie le 10 mars 1854.

OBSERVATION XIII. — *Fièvre puerpérale à forme abdominale; phénomènes critiques; sécrétion laiteuse le neuvième jour. Guérison.*

R..., multipare, à l'hôpital depuis le 13 janvier. Elle accouche, le 15 février, d'un enfant qui pèse 3 kilogr. 550 gr.; le travail un peu long.

Le 16, elle va bien.

Le 17, courbature, céphalalgie, envie de vomir, douleurs à la région hépatique, amertume de la bouche; pouls à 120, pas très-fort. — Till. or. sp., 2 pots.

Le 18, même état; on la passe dans les infirmeries, où elle est couchée au n° 2 de la salle des deuxièmes convalescentes; langue sale, vomituritions, fièvre, 120 pulsations, douleurs de ventre dans la région hépatique et un peu au-dessus des pubis; le pouls est petit, la face altérée. — Ipéca stibié; gomme sp., 2 pots.

Le 18, au soir, pouls à 90, plus de douleurs; elle dort tranquillement, pas d'apparences de sécrétion laiteuse.

Le 19. Elle a sué toute la nuit; diurèse assez abondante; urines floconneuses, troubles, lactescentes; pouls à 90 pulsations.—Eau de Sedlitz, bouillon d'herbes, g. sp.

Le 20, 5 selles, va mieux, sueurs très-abondantes; pouls à 80, petit. — Bord., 125; gomme sp.; 2 bouillons, 2 potages.

Le 25, la sécrétion laiteuse se fait très-abondamment.

Elle est reçue nourrice le 30, et elle fait depuis de très-beaux élèves.

OBSERVATION XIV. — *Fièvre puerpérale à forme abdominale : amélioration ,
rechute, péritonite chronique. Mort.*

M..., primipare, vingt-cinq ans, faible, traces de scrofule, couturière, entre le
4 mars en travail, et accouche, le même jour, d'un enfant mort ; elle disait ne
pas avoir senti remuer depuis quarante-huit heures.

Elle accouche heureusement.

Le 7 mars, commencement de sécrétion laiteuse, frisson qui dure trois quarts
d'heure ; elle est passée au n° 1 des deuxièmes convalescentes ; pouls à 140,
petit, serré ; douleurs abdominales assez violentes, diarrhée séro-bilieuse, quelques coliques.

Le soir, les seins sont affaissés ; les yeux sont ternes, vitreux ; pouls à 140,
froid aux extrémités. — Potion cordiale ; sinap. ; 2 pilules op., 0,05 ; gomme sp.,
2 pots ; quart lav. amid., laud. (10 gouttes) ; frict. sur le ventre, cat.

Le 8, le pouls et plus plein ; la face est légèrement colorée, n'est plus anxieuse
comme la veille ; le pouls est à 120 ; les douleurs abdominales sont les mêmes,
léger météorisme. — Ipéca stibié, gomme sp. ; julep diacode, 45 ; catapl.

Le 8, au soir, mieux sensible ; même météorisme, mais moins de douleurs ;
pouls à 100 ; quelques selles ont accompagné les vomissements bilieux.

Le 9, pouls à 110 ; langue sale, humide ; météorisme assez considérable ; agitation. — B. d'herbes ; sedlitz ; 4 bouillons ; cat. ong. belladoné.

Le 10, mieux sensible ; le ventre est mou ; moins de gaz dans les intestins ;
6 selles dans la journée d'hier.

Le mieux se continue jusqu'au 17, où elle veut se lever. Elle pleure parce
qu'on lui refuse ; reste toute la journée sur son séant ; le pouls était à 90, assez
faible.

Le 18. Frissons erratiques ; le météorisme a reparu ; le pouls, très faible, a
140 puls. Envies de vomir ; douleurs dans les fosses iliaques. — Diète ; onguent
belladonné, 40 gr. ; cat. ; g. sp. j. diac., 45 grammes.

Le 19. Le pouls à 120 ; 2 bouillons coupés. Elle les vomit ; vomissements porracés ; dents fuligineuses ; pas de douleurs dans l'abdomen. Distension énorme ;
vésicatoires. Elle vit encore dans cet état, ne prenant que du bouillon glacé jusqu'au 27, jour où elle meurt.

Autopsie. — Ovarite droite suppurée ; 1200 grammes de liquide dans l'abdomen. Intestins accolés ; follicules de Brunner, glandes de Lieberkühn, ulcérées ; le
pus remplissait la trompe. Phlébite utérine.

OBSERVATION XV. — *Grossesse gémellaire, dégorgement considérable, fièvre puerpérale à forme abdominale; mort en quarante-huit heures.*

Lef..., primipare, âgée de vingt-sept ans. Cette femme a souffert pendant toute sa grossesse. Douleurs dans les reins; vomissements; diarrhée fréquente. Elle habite Paris depuis quatre mois. Elle est entrée dans l'établissement le 20 février, menacée d'accoucher à sept mois de grossesse. En effet, le travail se déclare le 1er mars; il ne dure que cinq heures et demie, et elle accouche de deux enfants. Après la délivrance, dégorgement très-considérable. On est obligé de donner du seigle ergoté à la dose de 2 grammes.

Elle est transportée au n° 20, salle Sainte-Marie.

Le 2 mars. Elle est très-faible; le pouls est petit, concentré; la face très-pâle; la peau chaude, sèche; la langue est très-sèche, recouverte d'enduit brunâtre. Peu de météorisme dans le ventre; presque pas de douleurs dans les hypochondres; les yeux sont vitreux, mornes; le désespoir s'empare de la malade. Quelques selles diarrhéiques très-fétides; 130 puls. — Eau rougie sp., 2 pots; onguent mercuriel sur le ventre; bordeaux, 125 grammes.

Le soir, les dents sont couvertes de fuliginosités; la langue sèche; ecchymoses de la conjonctive; épistaxis assez considérable. — Glace; bord., 125; op., 0,10; eau rougie sp., 2 pots; extrait de kina, 4 grammes.

Le 3. L'état s'aggrave; le pouls est imperceptible. Elle meurt à trois heures du soir.

Autopsie. — Rien dans le cerveau ni dans le thorax; ecchymoses sous-pleurales, sous-péricarditiques; cœur flasque.

L'abdomen contient, dans le petit bassin, à peine 300 grammes de sérosité purulente; pas de pus ailleurs; rien dans les ovaires; les intestins sont peu distendus. Trois ulcérations très-superficielles au niveau de la valvule iléo-cœcale; ecchymoses sur le péritoine, comme étoilées.

L'utérus est parfaitement sain; pas de caillot à l'intérieur. Le foie est mou; la rate diffluente; toutes les veines des membres abdominaux sont le siège de petites ecchymoses sur la face externe de la membrane interne.

OBSERVATION XVI. — *Fièvre puerpérale à forme abdominale; mort.*

Coll..., domestique, âgée de vingt ans, d'une bonne constitution, depuis quatre ans à Paris, primipare. Elle accouche naturellement le 29 mars; diarrhée depuis quatre jours.

Quelques heures après l'accouchement, elle fut prise de douleurs abdominales assez vives; tranchées utérines: le pouls est à 120. Couchée au n° 25 de la salle Sainte-Marie. — Opium, 0,10 ; tilleul, or. sp., 2 pots; cat. laud.

Le 30, au matin. Elle va mieux; elle a reposé; le pouls à 100, mais toujours un facies prostré; plus de douleurs de ventre; 3 selles diarrhéiques. — *Ut supra.*

Le 31. La malade est mieux; sueurs abondantes; pas de diarrhée. — 4 bouillons; till. or. sp., 2 pots; opium, 0,05.

Le 1er avril. Sécrétion laiteuse; le pouls à 80; la langue blanche. — *Ut supra.*

De 2. Diarrhée très-fétide; frissons prolongés dans la nuit; le pouls à 150, petit, filiforme; facies hippocratique; narines pulvérulentes; météorisme considérable; pas de douleurs à la percussion.

Le 3. Vomissements porracés ; sueurs visqueuses; face livide; mort.

Autopsie. — Du pus dans tout l'abdomen; phlébite utérine; la rate diffluente; du pus dans les deux ovaires, sous le péritoine, dans la symphyse des pubis.

Son enfant était mort le second jour de sa naissance avec une péritonite très-considérable.

OBSERVATION XVII. — *Fièvre puerpérale, forme abdominale; sécrétion laiteuse interrompue, réapparition de la sécrétion lactée le huitième jour. Guérison.*

Mon..., repasseuse, multipare, âgée de vingt et un ans. Bonne constitution; accouchement naturel le troisième jour au soir; sécrétion laiteuse s'effectuant; frisson considérable; fièvre dans la nuit. Transportée dans la nuit à l'infirmerie, n° 24, salle Sainte-Marthe.

Le 4 mai. Les seins sont presque flétris, affaissés ; la langue est recouverte d'un enduit blanchâtre; amertume de la bouche; anorexie; le pouls est assez concentré, à 120; la peau chaude; douleurs dans le ventre, surtout à la région hépatique, et dans la fosse iliaque droite. — Till. or. sp., 2 pots; lavement huileux.

Le soir, elle a rendu des matières bilieuses avec son lavement; tendance à la diaphorèse; le pouls est plus large, 110 pulsations; elle se trouve un peu mieux; la douleur abdominale a diminué. — Ipéca stibié, 1,50-0,05; till. or. sp., 2 pots; j. diac.

Le 5. La peau est moite; langue humide, encore un peu blanchâtre; elle a énormément rendu de bile; le pouls est large, à 80; elle a aussi évacué. — 2 bouillons, 2 potages; till., or. sp.; onguent belladoné, 40 grammes.

Le 6. Plus de fièvre ni de douleurs abdominales; le foie ne se sent plus; elle a faim; pouls à 80. — 2 portions; limonade sp., 2 pots; lavement émollient.

Le 7. Les seins se sont gonflés; ils sont durs; la face est un peu rouge; le pouls à 90.

Le 8. La malade va très-bien; elle allaite son enfant.

Le 10, elle part guérie.

OBSERVATION XVIII. — *Applications de forceps répétées en ville, infructueuses; accouchement à l'aide du forceps; eschares gangréneuses, péritonite secondaire. Mort.*

Ler..., vingt-deux ans, faible de constitution; nous apprend que le 26 mai, les eaux étant rompues depuis longtemps, son médecin fit quatre tentatives infructueuses et ne put terminer l'accouchement. Hémorrhagie nasale abondante.

Amenée à l'hôpital le 27 avril, on applique le forceps; l'enfant se présentait en O. I. D. P. On est obligé de désarticuler le forceps pour l'appliquer plus régulièrement, la tète étant descendue; enfin l'enfant naît mort. Hémorrhagie après l'accouchement (2 doses de seigle; la délivrance est faite; injections astringentes; glace.) La femme est d'une faiblesse extrême.

Le 28. Elle est couchée au n° 5 de la salle Sainte-Marthe. — Bouillon froid; glace; eau rougie sp., 2 pots.

Le 29. Elle va un peu mieux; se plaint des grandes lèvres; eschares considérables; infiltration très-grande : pouls à 100, faible. — Eau de sureau; eau rougie sp., 2 pots; glace.

Le 30, diarrhée assez abondante; le pouls est très-petit. — Un quart lavement laudanisé, 40 gouttes; till. or. sp., 2 pots; 4 bouillons.

Le 1er mars. Douleurs de l'hypogastre; les eschares tendent à se détacher; suppuration assez abondante; diarrhée. (Till. or. sp.; opium, 0,10; bordeaux, 125 grammes; 4 bouillons.) Le pouls est à 120, petit et filiforme.

Le 2, ballonnement du ventre; vomissments porracés. — 2 vésicatoires; opium, 0,10; bordeaux, 125 grammes; glace, seltz.

Les 4 et 5, même état; les eschares augmentent.

Le 9, elle meurt.

Autopsie. — Épanchement très-considérable séro-purulent; pas d'ulcérations dans l'intestin; les anses intestinales sont accolées très-intimement; pseudo-membranes épaisses; l'utérus est sain, mais exsangue. Le vagin, à droite et à gauche, est le siége d'eschares qui remontent jusqu'au col de 2 centimètres de profondeur.

OBSERVATION XIX. — *Fièvre abdominale gangréneuse; guérison.*

Pier..., multipare, trente ans, domestique à Paris depuis l'âge de douze ans, entre, le 2 mai 1853, à l'hôpital. Elle souffre des reins; on la met à l'infirmerie des femmes enceintes. Bains tous les deux jours ; elle a eu de la diarrhée depuis deux mois, mais, depuis qu'elle se repose, elle n'en a plus.

Accouchement naturel le 20 mai.

Le troisième jour de sa couche, 23, elle a un léger frisson ; enduit de la langue ; anorexie ; eschares à la vulve sur la face interne des deux grandes nymphes, à la fourchette ; elles s'étendent dans le vagin ; le pouls est à 110 ; la face n'est pas colorée ; tendance au sommeil. — Limonade sp, 2 pots ; ipéca stibié, 1,50-0.05 ; 4 bouillons ; lotions avec l'eau de camomille ; on touche les eschares avec du per-chlorure de fer.

Le 24, pas de douleurs abdominales, les eschares sont moins sensibles ; le pouls est à 90 p., la langue est toujours sale ; anorexie, amertume. — Bouillon d'herbes ; sedlitz ; lim. sp., 2 pots ; 4 bouillons ; lotions tièdes. Les eschares se détachent : pansement avec le vin aromatique.

Le 25, sécrétion laiteuse, appétit. — 2 bouillons, 2 potages ; lim. sp. (*ut supra*).

Le 2 juin, il n'y a plus que de la douleur.

Le 8, elle part entièrement guérie.

OBSERVATION XX. — *Fièvre puerpérale à forme abdominale ; pleurésie concomitante, eschares gangréneuses. Mort.*

Dur..., vingt-six ans, primipare, domestique, à Paris depuis deux ans, arrive en travail à la Maternité, le 4 mai ; elle accouche naturellement, cinq heures après.

Pendant les trois premiers jours tout se passa bien.

Le 7 mai, frisson très-prolongé, douleurs dans l'abdomen, partout ; facies grippé, pouls très-petit, 140 ; peau froide ; la langue est très-sale, fétidité de l'haleine, diarrhée bilieuse fétide. — Ipéca stibié, onguent beladonné, 40 gr. ; till. or. sp., 2 pots ; 4 bouillons.

Le 8 mars, la face est moins grippée, mais elle est toujours très-souffrante ; 120 à 130 puls., peu de météorisme.

Le 9, douleur sous-sternale, dyspnée très-légère, épanchement pleurétique à droite, eschares à la vulve. — Vésicatoires... ; opium, 0,10 ; eau rougie, sp., 2 pots.

Le 10, eschares noires sur le vésicatoire ; plus de météorisme ; douleurs de la fosse iliaque gauche, mais légères ; le pouls imperceptible. — Sinapisme, potion cordiale.

Mort dans la nuit.

Autopsie. — Épanchement séro-purulent de la plèvre droite, pseudo-membranes assez épaisses ; le poumon ne peut pas être insufflé complétement, engouement à la partie postérieure ; ecchymoses sous-pleurales.

Épanchement purulent dans l'abdomen, ovarite droite suppurée, pus dans la trompe, rien dans l'utérus; ulcération dans l'intestin grêle et dans le gros intestin.

OBSERVATION XXI. — *Fièvre puerpérale à forme abdominale gangréneuse : guérison.*

Drig..., primipare, âgée de vingt-trois ans, domestique, depuis un an à Paris, ne fut jamais malade; un peu de leucorrhée pendant la grossesse; enceinte de huit mois elle arrive à la Maison d'accouchements, et accouche le même jour au bout de huit heures de souffrance; souffle chloro-anémique; de grande stature; blanche de peau.

Le lendemain de son accouchement, 7 mai, elle est transportée, pour un peu de malaise, de diarrhée, au n° 2, Sainte-Marthe.

Le 8 mai, la malade souffre des parties génitales, 120 puls.; eschares gangréneuses dans le vagin, à sa grande lèvre droite; haleine fétide; diarrhée bilieuse, ténesme. — Sedlitz, lotion camomillée, perchlorure de fer pour cautériser; lim. sp., 2 pots.

Le 10, sécrétion laiteuse, plus de fièvre, 70 puls.

Le 15, les eschares étaient tombées, plus de diarrhée.

Le 20 mai, elles étaient guéries.

Elle sortit, le 22, guérie, un peu de rougeur seulement à la place des eschares.

OBSERVATION XXII. — *Fièvre puerpérale à forme abdominale gangréneuse; pleurésie ultime. Mort.*

Boil..., primipare, dix-sept ans, habite Paris depuis un an, entre à l'hôpital le 15 mai et accouche le même jour; rien de particulier.

Le 17, elle a sa montée de lait.

Le 18, deux points escharifiés aux grandes lèvres; le pouls est fréquent, 80 puls.; diarrhée fétide, quatre selles dans la journée; la langue est blanche; envie de vomir, douleur légère en pressant la région hépatique, teinte terreuse du visage. (Ipéca; 1,50 à 0,05 d'émét., j. diac., 45 gr.; till. or. sp.; 4 bouillons, 1 potage; perchlore de fer pour les eschares.) Même état les jours suivants.

Le 25, les eschares tombent, fièvre plus forte; eschare au grand trochanter, au sacrum; point de taches sur le ventre; diarrhée colliquative quelquefois involontaire; à l'auscultation, rien. — Lavement laud.; vin de Bordeaux, 125; potion avec extrait sec de kina, 4 gr.; eau rougie, sp., 2 pots. — Cautérisation au fer rouge; les anciennes eschares se sont de nouveau sphacelées.

Le 27, dyspnée légère, 120 puls.; pouls misérable, petit; épanchement considérable à gauche. — Toniques, vésicatoire.

Le 28, de nouvelles eschares à la vulve; le pouls est de plus en plus petit, la face terreuse; diarrhées.

Le 2 juin, même état; le vésicatoire est sec; au milieu, une eschare sèche, noire; diarrhée.

Le 6, marasme extrême, dyspnée moins considérable, ne peut plus parler.

Le 9, elle meurt.

Autopsie. — Rien dans le péritoine ni dans l'abdomen; les viscères sont sains, excepté les intestins qui sont remplis d'ulcérations; plaques gangréneuses sur la muqueuse vésicale.

Pleurésie à gauche; pseudo-membranes; pus verdâtre suspendu dans un liquide séro-purulent.

L'enfant de cette femme mourut le cinquième jour de sa naissance avec un épanchement dans l'abdomen et une eschare noire, large comme une pièce de 1 franc, dans l'aine droite.

OBSERVATION XXIII. — *Fièvre puerpérale, forme abdominale gangréneuse; eschares du vagin, des grandes lèvres, du plancher du bassin. Guérison.*

Deh..., primipare, vingt-sept ans, arrive en travail de la province, le 12 juin, en douleurs; elle accouche le 13 juin, à une heure du matin. Diarrhée légère avant l'accouchement, la sécrétion laiteuse se fait.

Le 18 juin, frisson, fièvre; douleurs abdominales; eschares gangréneuses aux grandes lèvres, au vagin; douleurs très-vives en urinant, en allant à la selle; 130 à 140 pulsations; pouls très-petit; langue rouge à la pointe, sèche, râpeuse; diarrhée très-fétide. — Tilleul or. sp., sedlitz, bouillon d'herbes; on panse les eschares; injections à la tête de pavot, 4 bouillons; vin de Bordeaux, 125 grammes.

Le 20 juin, moins de fièvre, mais la gangrène envahit tout le plancher du bassin; les gencives sont molles, saignantes; les dents sont vacillantes; fétidité très-grande de l'haleine; moins de diarrhée, et surtout bien moins fétide. — Toniques.

Le 30 juin, une partie de la grande lèvre droite tombe, et tout le plancher du bassin; excepté à 1 centimètre de l'anus, la paroi postérieure est sphacélée dans l'étendue de 5 centimètres. (Injections aromatiques, eau-de-vie camphrée.) La plaie, bien nettoyée, apparaît dans toute sa hideuse énormité; elle a 10 centimètres d'avant en arrière, sur 6 de largeur; par bonheur, et le canal de l'urèthre et le rectum furent préservés.—Injections quotidiennes de vin aromatique, pansement avec la poudre de charbon et de kina. Toniques sous toutes les formes; bains avec du vin aromatique.

Elle ne fut guérie que le 25 août, et ne put marcher que vers le 10 septembre, époque à laquelle elle quitta l'hôpital.

OBSERVATION XXIV. — *Grossesse gémellaire, fièvre puerpérale, forme abdominale gangréneuse; diaphorèse considérable. Guérison.*

Bouch..., mariée, multipare, trente-deux ans, brodeuse, se fixa à Paris; entre à l'hôpital le 3 juin, et accouche de deux jumeaux. Un peu de sang s'écoule après sa délivrance. — 2 grammes de seigle ergoté. Diarrhée.

Le 4 juin, deux frissons très-légers, un peu mal à la tête, bouche amère, pouls à 110, plein; la face vultueuse; douleurs erratiques dans les reins, le ventre. — Tilleul or. sp., 2 pots.

Le 6, eschares à la vulve, au vagin, à la partie postérieure; infiltration des tissus environnants; 120 pulsations.

Le 7, diarrhée abondante, fétide; ténesme; quelques vésicules d'herpès au pourtour de la bouche, de l'anus; le pouls à 100. La malade se sent faible; anorexie.—Ipéca stibié, 1,50 à 0,05; vin de Bordeaux, 125 grammes. On lotionne les parties malades et on les panse simplement.

Le 8, les vésicules d'herpès sont remplacées par des ulcérations situées dans les plis de la marge, d'où cuissons intolérables comme dans les fissures; fièvre, 120 pulsations. — Grand bain sulfureux; toniques, 2 potages.

Le 10, amendement; la peau est moite, la sueur coule le long du visage, elle mouille trois ou quatre chemises dans les douze heures; le pouls est à 90; appétit. — Même traitement.

Le 12, eschares tombées, plaies bourgeonnantes, pas de fièvre, plus de diarrhée, sueurs très-abondantes.

Le 16, guérison complète; la sécrétion laiteuse ne s'est jamais effectuée.

OBSERVATION XXV. — *Fièvre puerpérale, éruption miliaire, diarrhée; mort.*

Desp..., vingt-quatre ans, primipare, couturière, accouchée le 17 juin 1854. Le troisième jour de sa couche, sécrétion laiteuse.

Le 20 juin, douleurs dans la fosse iliaque droite, fièvre, 125 pulsations; pouls assez plein; douleurs vers le foie, enduit saburral, amertume. — Ipéca, 1,05 à 0,05; tilleul or. sp., 2 pots.

Le 21, va mieux, les jours suivants aussi.

Le 29, frissons très-violents, anorexie, face plombée, froid aux extrémités, douleurs de ventre, éruption miliaire, pas de météorisme; 140 pulsations imperceptibles.

Le 30, même état; diarrhée très-fétide.

Le 1er juillet, mort.

Autopsie. — A la partie postérieure de l'utérus, au confluent de plusieurs sinus utérins, collection de pus de la grosseur d'une noisette; rien dans les ovaires, rien dans le péritoine, ni dans les lymphatiques, ni dans le canal thoracique, ni dans les autres veines utérines.

OBSERVATION XXVI. — *Forme abdominale gangréneuse; pleurésie dans la période ultime. Mort.*

Boiss..., primipare, vingt ans, domestique, d'une forte stature, n'a jamais quitté Paris. Elle entre dans l'établissement le 10 juin 1853, accusant de la diarrhée depuis quatre à cinq jours.

Le 12 juin, l'accouchement fut naturel; la durée du travail fut de dix heures.

Le 14, elle se plaint des parties génitales; fièvre à 100 pulsations, anorexie, amertume de la bouche, pas de douleurs de ventre; la figure est bonne; eschares noires à la commissure postérieure de la vulve, de la largeur d'une pièce de 2 francs. — Bouillon d'herbes, tilleul or. sp., 2 pots; injections émollientes.

Le 15, frisson très-violent, un peu de douleurs abdominales, n'a pas été à la selle depuis son accouchement; le pouls est petit, 120. — Bouteille d'eau de Sedlitz; limonade sp., 2 pots; onguent belladoné.

Le 15, soir, elle a rendu des matières bilieuses; elle se trouve très-soulagée. Le pouls est à 100; les eschares augmentent; les gencives sont blanches, bordées d'un liséré bleuâtre, saignantes au moindre contact. — Limonade sp. vineuse, citron, 4 bouillons; vin de Bordeaux, 125 grammes; on panse les eschares avec vin aromatique.

Le 16, matin. Légère montée du lait qui ne dure que deux heures; le pouls est assez faible, 100 puls.; les eschares sont stationnaires, mais la figure est terreuse; soif très-vive; pas d'appétit; pas de douleurs de ventre. — Till. or. sp., 2 p.; orange, seltz: bord., 125.

Le 17, matin, même état qu'hier; de plus, une légère dyspnée; matité à droite à la base du poumon; pas de murmure vésiculaire, pas de crachats; un peu d'égophonie; rien à gauche. — Large vésicatoire, pot., p. digit., 0,10; vin de Bord., 125; lim. sp., 2 p.; citron.

Le 18. Stomatorrhagie gingivale; le pouls est très-faible; les eschares gagnent en profondeur; état général adynamique des plus prononcés; pâleur terreuse de la face. Le pouls est à 130, filiforme; la dyspnée est moindre qu'hier; pas de point. — Toniques, révulsifs.

Le 19, dans la nuit, métrorrhagie abondante.

Le 20, mort.

Autopsie. — Eschares occupant toute la paroi postérieure du vagin et les parties latérales; deux ulcérations taillées à pic dans le gros intestin. Utérus flasque, mais revenu sur lui-même; aucun débris qu'un caillot très-mou dans sa cavité. Rien dans les ovaires, dans les reins.

Épanchement séro-purulent à droite; fausses membranes; ecchymoses sous-pleurales

OBSERVATION XXVII. — *Fièvre puerpérale, forme abdominale, gangréneuse; guérison.*

R..., multipare de son quatrième enfant, trente et un ans, couturière; depuis dix ans à Paris, depuis trois semaines à l'hôpital. Diarrhée pendant quelques jours avant son accouchement. Femme vigoureuse. Accouchement naturel le 7 juin.

La sécrétion laiteuse s'accomplit. Le septième jour elle est prise de frissons, de fièvre. Transportée au n° 13, salle Sainte-Marthe.

Le 8 juin. Fièvre à 120 puls.; le pouls assez plein; langue blanche; anorexie; gencives molles, saignantes; eschares à la vulve; ventre souple. A envie de vomir. — Eau de Sedlitz; bouillon d'herbes, 4 bouillons; citron.

Le 9. Même état; n'a été que deux fois à la selle. (Pot. oléo-gomm.; bouill. d'herbes; lim. sp., 2 p.) Elle a évacué beaucoup; les selles sont bilieuses, fétides.

Le 12, les eschares vont mieux; pas d'appétit.

Le 15, nouvelle purgation; va bien, mais était constipée.

Le 19, elle part guérie.

OBSERVATION XXVIII. — L'enfant de cette femme mourut le quatrième jour de sa naissance. Une péritonite compliquée de pleurésie gauche fut la cause de la mort.

OBSERVATION XXIX. — *Fièvre puerpérale à forme abdominale; pneumonie secondaire; eschares à la vulve. Guérison.*

Tranc.., multipare, d'une bonne constitution, à Paris depuis deux ans, trente-quatre ans. Entrée à l'hôpital depuis trois semaines. Accouchement naturel le 26 juin. Le troisième jour, sécrétion laiteuse; pas de diarrhée.

Le 1er juillet. Frisson; fièvre, 140 puls.; face rouge, vultueuse; douleurs abdominales assez vives, mais pas localisées; langue blanche, rouge à la pointe; gencives molles, saignantes.—Ipéca stibié, 1,50 à 0,05; till. or. sp,; jul. diac., 45; 4 bouillons.

Soir. Elle a beaucoup vomi, a été à la selle plusieurs fois; le ventre n'est plus douloureux; la langue est plus humide. Elle se trouve soulagée. Forte diaphorèse.

Elle va de mieux en mieux jusqu'au 5 juillet. Elle allaite son enfant.

Le 5, au soir. Point de côté très-violent; beaucoup de fièvre; le pouls à 130, assez fort à l'auscultation; râle crépitant à la base droite; la respiration est difficile. (Pot. stibiée, 0,30; pect. sp., 2 p.; lav. émoll.; 2 bouill.) On lui retire son enfant.

Le 6. Souffle à la base; râle crépitant au milieu; point de côté; crachats rouillés; pouls à 110; moins de douleurs dans le côté. Elle a dormi toute la nuit. Vomissements bilieux. — Pot. stibiée, 0,30; pect. sp., 2 p.; vésicatoire sur le côté.

Le 7, amélioration notable; 90 puls.; le souffle a disparu.

Le 8, même état.

Le 10, 2 bouill., 2 pot.; le vésicatoire est sec; des petites eschares se trouvent au nombre de quatre sur le derme dénudé.

Le 15, elles tombent. — Pansement avec de l'ouate.

Le 20. Guérison complète. Elle se lève; elle allaite de nouveau son enfant qui est très-beau. Elle mange deux portions. — Vin de Bord., 125; citron.

Le 26, elle sort guérie.

OBSERVATION XXX. — *Forme abdominale; eschares gangréneuses de la vulve; phlegmon suppuré de la parotide; phlébite spontanée de la saphène gauche; phlébite de la saphène interne de l'autre côté. Guérison.*

Femme Pouy..., trente-quatre ans, multipare de son neuvième enfant. Toutes ses couches antérieures ont été heureuses. Elle a souffert, pendant toute cette grossesse, de douleurs lombaires. Alternatives de diarrhée et de constipation; bronchite vers le sixième mois. Elle a des varices aux deux jambes ; ce n'est que depuis son avant-dernière couche qu'elle a ces dilatations veineuses. Les deux saphènes internes sont, surtout au creux du jarret, le siége de varices serpentines ampullaires; la droite est aussi très-noueuse à l'endroit de son embouchure dans la veine fémorale ; pas douloureuses au toucher. Depuis dix ans à Paris, depuis vingt-sept jours à l'hôpital.

Elle accouche naturellement le 7 janvier. Pendant les deux premiers jours elle va bien. Le deuxième jour, au soir, la montée du lait a lieu. Elle allaite son enfant.

Le troisième jour (10 janv.), au matin, frissons; fièvre, à 140 puls. ; douleurs abdominales générales, pas très-vives ; diarrhée bilieuse. — Ipéca stibié ; till. or. sp.; j. diac., 45 ; ong. bell., 40 grammes.

Le 11. La malade a été très-bien la nuit ; elle a sué. Le pouls est à 100, la peau moite, la figure reposée. (Sedlitz ; bouill. d'herbes ; till. or. sp., 2 p.; 4 bouillons.) Selles bilieuses très-abondantes.

Soir. Elle se trouve mieux. (Potage; ong. bellad., 40 grammes.) Les douleurs abdominales diminuent ; deux eschares à la vulve; les gencives sont molles, saignantes. (Citron, lim. sp., 2 p. ; 2 bouill., 2 pot.) On touche les eschares avec le perchlorure de fer.

Le 12, le mieux se continue.

Le 15. Frisson très-violent ; douleurs très-vives dans la mâchoire, dans la joue, l'oreille. La parotide est gonflée, ainsi que tout le tissu cellulaire ambiant ; mouvements de déglutition impossibles. — 20 sangsues; lim. sp., 2 p. ; 4 bouill.

Le 16, un peu de mieux. — 20 sangsues; lim. sp. vin., 2 p.; 4 bouill.

Le 17. Fluctuation à l'angle de la mâchoire. Ouverture : pus blanc, crémeux, sans fétidité. Pouls à 90, assez bon.

Le soir. Fluctuation dans la bouche, à la face interne de la joue gauche, qui est celle du côté malade. Ouverture : 200 grammes de pus blanchâtre mêlé à du sang assez fétide recueilli dans une palette à saignée. — Garg. miel rosat, toniques.

Le 20. Frissons, douleurs dans les jambes; trois tumeurs rouges, deux au creux poplité, une au pli inguinal. — Cat., grand bain ; toniques, bouillons.

Le 22, ouverture spontanée de la tumeur inguinale.

Le 25. La saphène de l'autre côté se prend; tumeur au creux poplité et quatre petites tumeurs sur le trajet de la veine jusqu'à son embouchure. Fluctuation le 27.

Ouverture par le bistouri ; plus de fièvre ni de douleurs abdominales depuis le phlegmon de la parotide.

La convalescence fut assez rapide ; mais elle ne put se lever que le 20 juillet.

Pendant tout ce temps, elle allaita son enfant, et sortit guérie, et très-bien portante, le 10 août.

OBSERVATION XXXI. — *Fièvre puerpérale, eschares de la vulve, phlegmon du bras ; guérison* (application de forceps).

G..., fille primipare, trente-huit ans, entre le 30 juin à l'hôpital de la Maternité ; elle a eu de la diarrhée. Depuis quinze jours, elle a eu à souffrir pendant sa grossesse, chagrins, mauvaise nourriture ; elle a quitté ses parents pour venir à Paris faire ses couches.

Le 3 juillet, le travail ne se terminant pas, la femme, épuisée, anxieuse, demande à grands cris qu'on la délivre ; le plancher du bassin était très-épais.

On applique le forceps : l'enfant naît vivant ; le périnée est intact.

Le 6. Sécrétion laiteuse accompagnée de fièvre très-intense ; 130 pulsations ; le pouls est petit ; douleurs de ventre ; nausées ; langue blanche, amertume.

Eschares peu larges mais profondes aux grandes lèvres, qui sont infiltrées ; gencives blanches, molles, rouges, lie de vin au collet de la dent. — Inject. émoll. ; ipéca stibié ; till. or. sp. ; ong. bellad. sur le ventre ; citron.

Le 7, mieux.

Le 8. N'a plus de fièvre ; le pouls à 70. Pas de douleurs abdominales, mais douleurs très-vives à la face interne du biceps droit ; tumeur rouge, dure.

Elle ressent des élancements.

Le 10, fluctuation ; ouverture : pus fétide, ichoreux.

Le 15, les eschares sont guéries.

Elle part le 25 en bon état.

OBSERVATION XXXII. — *Fièvre puerpérale à forme abdominale ; pleurésie secondaire. Mort.*

Thib..., primipare, vingt et un ans, arrive en douleurs de la campagne à la Maternité ; elle monte à la salle d'accouchements le 6 août, et accouche naturellement.

Le 9, sécrétion laiteuse ; diarrhée ; fièvre.

Le 10. Frissons très-violents ; courbature générale ; pouls petit, à 130 puls. ; langue saburrale ; selles bilieuses ; douleurs abdominales tout à fait insignifiantes ; ténesme en allant à la selle ; prostration profonde, consécutive. On la couche au n° 19 de la salle Sainte-Marie. — Ipéca stibié ; till. or. sp., 2 pots ; onguent bellad., 40 grammes ; 2 bouillons.

Soir. Mieux ; 110 pulsations ; langue humide.

Le 11, 100 pulsations ; la diarrhée a presque entièrement cessé.

Tout semble promettre une guérison prochaine, lorsque, le 20 août au matin, elle est prise d'une dyspnée légère ; douleur sous-sternale ; matité à gauche, dans l'espace des quatre travers de doigt, à la base de la poitrine. (Vésicatoire ; pot. digit., 0,10 de poudre ; 4 bouillons.) La prostration extrême ; désespoir ; rien à droite.

Le 22. La dyspnée est la même ; douleur au-dessous du mamelon droit ; épanchement à droite.

Le soir. Anhélation extrême ; cyanose ; refroidissement des extrémités ; subdélirium. Mort dans la nuit, le 23, à trois heures du matin.

Autopsie. — Rien dans le péritoine ; intestins grêles criblés de petites ulcérations dans les follicules de Lieberkühn. Épanchement purulent à gauche, séreux à droite ; les poumons sont rejetés en dedans vers les gouttières vertébrales ; ils sont sains, mais ne peuvent s'insuffler entièrement, à cause des pseudo-membranes qui les recouvrent.

OBSERVATION XXXIII. — *Fièvre puerpérale, forme abdominale ; gangrène, eschare. Guérison.*

Boit..., vingt-cinq ans, depuis quatre ans à Paris, domestique, arrive à l'hôpital le 24 juillet, accouche naturellement le 4 août.

Le 7. Pas encore de sécrétion laiteuse ; diarrhée ; fièvre, 120 pulsations ; bouche amère, envie de vomir, lipothymie. On la transporte au n° 15 de la salle Sainte-Marie ; eschares à la vulve. — Ipéca stibié ; till. or. sp., 2 p.

Le 8, mieux.

Le 12, les eschares tombent. Guérison le 20.

Elle part le 25 août.

OBSERVATION XXXIV. — Son enfant était mort le cinquième jour de sa naissance avec du muguet, une gangrène de la vulve et épanchement de l'abdomen.

OBSERVATION XXXV. — A la même époque, un autre enfant, appartenant à une femme très-bien portante, mourut le troisième jour de sa naissance d'une péritonite. A l'*autopsie*, nous trouvâmes un épanchement abdominal et un épanchement thoracique.

Nous avons choisi, dans toutes les observations que nous avons recueillies dans le service de nos savants maîtres, MM. Moreau et Gérardin, celles qui ont eu quelques caractères saillants, soit par la gravité des accidents, soit par les complications, soit encore par le mode de terminaison de la maladie. L'épidémie cessa presque entièrement depuis le 25 août jusqu'au 7 septembre. Les malades qui entrèrent dans nos salles eurent alors de légères fièvres puerpérales bilieuses, qui cédèrent toutes à la médication vomitive et purgative. Nous n'en perdîmes que 4 : 2 moururent de phthisie; la 3e, de scarlatine; la 4e qui succomba est une femme qui eut une méningite franche, et qui ne mourut que le douzième jour de sa couche. Elle était employée à couper les blés, et arriva à l'hôpital dans un état fébrile intense. L'insolation paraît avoir été la cause de cette maladie.

Il y eut donc une trêve momentanée, puisque, le 27 septembre, nos infirmeries, qui étaient presque vides, se remplirent de nouvelles malades; et, d'après ce que nous allons exposer dans les observations suivantes, nous montrerons qu'il y a eu, pendant les derniers jours de septembre et les cinq premières journées d'octobre, une phase bien tranchée. La forme abdominale fut souvent la première à apparaître. Elle se compliqua d'accidents pleurétiques; puis, du 5 octobre à la fin du mois, la forme pectorale fut presque la seule ou au moins la forme primitive. Enfin il y eut, depuis le 25 jusqu'au 15 novembre, des anomalies sans nombre, des complications nouvelles, des modes de guérison que nous ne trouvâmes pas dans le courant de l'épidémie. C'est, du reste, ce qui arrive toujours dans toutes les épidémies.

Ainsi, pour nous résumer, nous distinguons trois phases :

1° Forme abdominale, compliquée d'accidents pleurétiques dans la période d'augment.

2° Forme pectorale, seule ou compliquée secondairement d'accidents abdominaux dans la période d'état.

3° Forme tantôt pectorale, tantôt abdominale, avec des terminaisons très-variées dans la période de déclin...

OBSERVATION XXXVI. — *Fièvre puerpérale à forme abdominale; eschares gangréneuses; pleurésie. Mort.*

T..., primipare, vingt-quatre ans, brodeuse, entre à l'hôpital le 15 septembre 1854; elle accouche le 17, à six heures du matin.

Le soir, à neuf heures, frissons; douleurs abdominales très-vives; face hippocratique; le pouls assez développé; langue rouge sans enduits; agitation, cris.— 60 sangsues; till. or. sp., 2 pots; j. diac., 45.

Le 18, la prostration est très-grande; le pouls est filiforme, 140 pulsations. — Potion cordiale.

Le soir, dyspnée assez considérable; épanchement à droite. Mort dans la nuit.

Autopsie. — Épanchement séro-purulent dans l'abdomen. Toutes les anses intestinales sont accolées par de fausses membranes; pas d'ulcération dans l'intestin; rien dans les viscères ni dans les veines; épanchement de sérosité citrine dans la plèvre droite, qui est seulement opaline, plus mate que d'habitude; le cœur est flasque, le poumon s'insuffle; rien à gauche; un peu de sérosité dans le péricarde et les ventricules.

OBSERVATION XXXVII. — L..., primipare, vingt-deux ans, lingère, depuis trois ans à Paris, entre à l'hôpital en douleurs; elle ne sent pas son enfant remuer depuis deux jours. Elle accouche le 15 septembre.

Le 17 au soir. Frisson, fièvre; pouls à 130. Son enfant était mort et putréfié; douleur abdominale très-vive, mais générale; la face est terreuse.—Opium, 0,15.

Le 18, les douleurs ont diminué; 120 pulsations. — 40 sangsues; onguent mercuriel, 40 grammes; catapl.; 2 bouillons.

Soir. Vomissements faciles de matière porracée; n'a plus la force de se mouvoir; météorisme énorme; pas de lésions thoraciques. Mort.

Autopsie. — Épanchement très-fétide, séro-purulent; utérus mou; putrilage infect s'en allant à l'eau; le tissu est sain; cœur mou, flasque, rempli de caillots sans consistance; caillot au milieu duquel se voit du pus dans le sinus longitudinal supérieur.

OBSERVATION XXXVIII. — *Fièvre puerpérale à forme abdominale*; *mort.*

C..., multipare, arrive d'Alsace à pied; elle est émigrante et doit s'embarquer au Havre. La figure est terreuse; la peau est chaude, à 90 pulsations. Le 16 septembre, elle arrive à l'hôpital; le 17 septembre, elle accouche naturellement.

Le soir. Frissons, malaise, courbature, douleurs de ventre assez fortes; diarrhée fétide; haleine fétide. — Onguent belladoné, 40 grammes; pot. cordiale: till. or. sp.

Le 18. Même état, anxiété, météorisme; plus de douleurs abdominales; le pouls imperceptible; sueurs visqueuses; diarrhée d'une fétidité extrême. Mort à onze heures du soir.

L'enfant va bien.

Autopsie. — Épanchement séro-purulent de l'abdomen; taches ecchymotiques sous les plèvres, sous l'endocarde, sous le péritoine; légères ulcérations dans le gros intestin; la muqueuse est friable, blafarde, ecchymosée.

OBSERVATION XXXIX. — L'enfant de la femme qui fait le sujet de l'observation précédente fut pris trois jours après sa mère, et mourut le septième jour de sa naissance. Épanchement séro-purulent dans l'abdomen et la plèvre gauche; il y avait un petit caillot dans l'utérus; l'intestin était sain.

OBSERVATION XL. — *Fièvre puerpérale, forme abdominale et forme pectorale, le deuxième jour de l'invasion; mort.*

Hil..., multipare, trente ans, habite Paris depuis dix-sept ans; domestique; chlorotique. Pendant sa grossesse, elle a été blanchisseuse; accouche, le 30 septembre, d'un enfant vivant.

Le 4 octobre. Sécrétion laiteuse; malaise, fièvre, anorexie; douleur au foie; un peu dans la fosse iliaque droite. — Catapl., opium, 0,10; till. or. sp., 2 pots; 4 bouillons.

Le 4. Deux frissons à deux heures de distance. Transportée à l'infirmerie n° 15, salle Sainte-Marie. Ventre sensible; le pouls est assez plein. — 40 sangsues; till. or. sp., 2 pots; j. diac., 45; 4 bouillons.

Soir. La douleur du ventre a disparu; dyspnée; douleur très-vive sous le mamelon gauche; épanchement considérable; matité jusqu'à la pointe du scapulum; pouls à 140, très-petit. — Vésicatoire; bordeaux, 125; j. diac., 45; 4 bouillons.

Le 5, mort.

Autopsie. — Très-peu de liquide purulent dans l'abdomen; phlébite utérine; épanchement pleurétique à droite séro-purulent; fausses membranes minces.

OBSERVATION XLI. — *Fièvre puerpérale, forme pectorale; guérison.*

Lh..., primipare, vingt-six ans, depuis quatre ans à Paris, domestique, pneumonie à quinze ans, entre le 10 septembre à la Maternité.

Le 18, elle accouche naturellement.

Le 21, sécrétion laiteuse.

Le 22. Frisson, fièvre; pouls à 120; quelques douleurs de ventre, mais intermittentes; dyspnée légère; épanchement à gauche; la face n'est pas très-altérée; respiration courte; la langue est sale. — Ipéca stibié, 1,50-0,05; till. or. sp., 2 p.; 2 bouillons.

Le soir. Va un peu mieux; large vésicatoire. — Chiendent nitré; pot. p. de digit., 0,18; 2 bouillons.

Le 23. Mieux; l'épanchement n'a pas augmenté; moins de fièvre. — Même traitement.

Le 24. Un peu diminué; bord., 125; le pouls à 100. — Même traitement.

Le 26, 2 travers de doigt de diminution; de mieux en mieux.

Le 10 octobre, elle sort parfaitement guérie.

OBSERVATION XLII. — Son enfant fut pris de vomissements le troisième jour de sa naissance; excavation des yeux; ballonnement du ventre; pouls incalculable; froid. (Bains, vésicatoires.) Mort le 5 janvier.

Autopsie. — Épanchement séro-purulent dans le ventre; tous les intestins sont reliés entre eux par de la pseudo-membrane.

OBSERVATION XLIII. — *Fièvre puerpérale, forme abdominale; forme pectorale secondaire. Mort.*

Poir..., fille multipare, trente-trois ans, d'une forte constitution, domestique, arrive à Paris pour faire ses couches; est reçue à la Maternité le 10 septembre Elle accouche le 28 naturellement, à dix heures du matin; quatre heures après, frisson très-vif, très-intense. Elle est transportée au n° 19, salle Sainte-Marie.

Le 26, à six heures du soir. Face grippée; les yeux sont excavés; douleur assez vive dans tout l'abdomen; léger météorisme; le pouls est à 120; la langue est sale; diarrhée bilieuse, très-intense; rien dans la poitrine. — Ipéca stibié, 1,50-0,05; till. or. sp., 2 pots; j. diac., 45; onguent bellad., 40 grammes.

Le 29, elle se trouve un peu soulagée; le météorisme a disparu; le pouls est à 120, mais plus large; la peau est moite, la figure meilleure; elle a un peu dormi. — Till. or. sp., 2 pots; j. diac., 45; ong. bell., 40 gr.

Le 30, légère dyspnée; douleur sous-sternale très-légère, que l'on provoque en percutant le sternum; 130 puls. La respiration est un peu voilée à gauche, mais la matité n'est pas appréciable.

Le soir, dyspnée considérable, matité à gauche dans toute l'étendue du poumon, nouveau météorisme de l'abdomen, diarrhée très-fétide, pouls imperceptible. — Vésicatoire.

1er octobre, l'état s'aggrave, subdélirium.

Le 2, mort.

Autopsie. — Le météorisme est très-considérable : la face, le cou, la poitrine sont marbrés, ces marbrures sont rougeâtres; l'abdomen est plein de pus; l'ovaire gauche forme un vaste kyste purulent; rien dans la trompe, ni dans l'utérus; pseudo-membranes épaisses, qui relient les intestins; ulcérations dans le duodénum, dans l'intestin grêle, dans le gros intestin.

Épanchement séro-purulent à gauche, déjà quelques adhérences en arrière; ecchymoses sous-pleurales.

OBSERVATION XLIV. — *Fièvre puerpérale, forme pectorale; mort.*

Mén..., primipare, vingt-deux ans, blanchisseuse, entre à l'hôpital le 24 septembre 1854, elle accouche le même jour. Tout se passe bien jusqu'au 29 : la sécrétion laiteuse s'est opérée; elle allaite son enfant.

Le 29 au soir, fièvre, frisson, diarrhée; transportée au n° 20 de la salle Sainte-Marie : enduit jaunâtre de la langue, soif très-vive, pas de douleurs de ventre, légère dyspnée; la parole est brève, saccadée; rougeur aux pommettes; le pouls est à 120, pas très-faible; à la percussion : matité à droite jusqu'à la pointe du scapulum, souffle pleurétique; décubitus sur le côté droit; toux sèche, sans crachats. — Ipéca stibié, 1,50 à 0,5; potion digitale, 0,10; vésicatoire sur tout le côté de la poitrine; chiendent nitré sp., 2 pots.

Le 30, même état, décubitus dorsal, matité à gauche, orthopnée.

Le 1er octobre, l'état s'aggrave; matité à gauche.

Le 2, mort à dix heures du matin.

Autopsie. — Épanchement purulent à droite, épais, verdâtre; le poumon est recouvert d'une couche très-épaisse de pus et de pseudo-membranes; refoulé en arrière; marbrures de la face; épanchement séro-purulent presque aussi considérable, mais bien moins dense à gauche.

OBSERVATION XLV. — L'enfant d'une femme couchée au n° 45 de la salle Sainte-Élisabeth est pris, le 1er octobre, septième jour de sa naissance, de fièvre; la figure est cyanosée; pouls à 160; matité à droite. (Vésicatoire, vomitif.) Il va mieux pendant deux jours. Le 3 octobre, les accidents de suffocation augmentent; mort. Sa mère n'eut rien.

Autopsie. — Épanchement séro-purulent et pseudo-membranes à droite, dans toute la plèvre.

OBSERVATION XLVI. — *Fièvre puerpérale, forme pectorale; eschares gangréneuses. Mort.*

. Taff..., vingt-huit ans, domestique, multipare; entrée le 23 septembre à la Maternité; accouchée le 28 septembre; diarrhée; n° 24, Sainte-Marie.

Le 1er octobre. Sécrétion laiteuse, eschares à la vulve; un peu de fièvre; selles très-fétides; dyspnée considérable; orthopnée; décubitus dorsal; le pouls, très-serré, est à 140 puls., filiforme. Elle étouffe; douleur sous-sternale pongitive; cris, désespoir; ne peut pas respirer; matité des deux côtés du thorax, surtout à droite; hoquet; aphthes gangréneuses. — Ipéca stibié, 1,50-0,05; pot. digit., 0,10; bord., 125 gr.; 2 larges vésicatoires.

Soir. Elle souffre moins, mais la respiration est tout aussi difficile; pouls ondulant, à peine sensible; orthopnée.

2 octobre, mort à neuf heures du matin.

Autopsie. — Eschares de la vulve occupant toute la paroi postérieure du vagin, la face interne des petites lèvres; aphthes gangréneuses sur les deux piliers des amygdales; rien dans l'estomac ni dans l'intestin grêle; trois ulcérations dans le gros intestin.

Le cerveau est parfaitement sain; le foie est volumineux; la rate augmentée un peu de volume, très-diffluente.

Le poumon droit est rejeté contre le médiastin, recouvert de pseudo-membranes; épanchement séro-purulent à droite, épanchement séreux à gauche.

OBSERVATION XLVII. — Son enfant meurt, le 4 octobre, d'une péritonite avec fausses membranes et pleurésie commençante; muguet.

OBSERVATION XLVIII. — *Fièvre puerpérale, forme abdominale; ictère, forme pectorale. Mort.*

La nommée Gab..., couturière, primipare, vingt-six ans, est depuis deux jours à l'hôpital; elle accouche le 2 octobre à deux heures du soir; elle a un ictère depuis quinze jours; l'accouchement est naturel.

Le 6 octobre. La sécrétion laiteuse s'est opérée le 5; fièvre, frisson, vomissements bilieux très-intenses, douleurs du ventre; le pouls est à 140; la face est pâle, jaune; toutes les sécrétions sont teintes en jaune. — Ipéca stibié, 1,50, 0,05; tilleul or. sp., 2 pots. .

Le 7 octobre, le pouls est à 100; amertume de la bouche; elle a encore vomi; la douleur abdominale a disparu; elle est moins jaune. — Sedlitz; onguent belladoné, 60 grammes; limonade sp., 2 pots.

Le 8, elle est très-bien; le pouls à 110; ne souffre plus; forte diaphorèse; le ventre est plat, non douloureux.

Soir. Dyspnée, frisson, 140 pulsations; la face est anxieuse; elle s'agite; légère matité à gauche. — Vésicatoire; julep diacodé, 45 grammes; limonade sp., 2 pots.

Le 9, l'épanchement a augmenté; dyspnée, état adynamique profond; le pouls est à peine sensible. — Toniques; vin de Bordeaux, 125 grammes; sinapismes.

Le 10, elle meurt.

Autopsie. — Rien dans le tube digestif, pas d'épanchement péritonéal, pleurésie purulente gauche; pas d'autres lésions, si ce n'est des ecchymoses sous la plèvre, sous la membrane interne des veines, sous le péricarde; rate diffluente, très-considérable.

OBSERVATION XLIX. — *Fièvre puerpérale, forme pectorale; guérison.*

Bourb..., primipare, fille, vingt ans, est depuis le 15 septembre dans l'établissement.

Le 8 octobre, accouchement naturel.

Le 12, elle est passée aux infirmeries, n° 23; elle a de la fièvre depuis deux jours; depuis sa montée de lait, légère dyspnée; le pouls est à 120; thorax douloureux au-dessous du mamelon droit; face pâle, mais pas très-altérée; langue sale. — Ipéca stibié; limonade sp., 2 pots; julep diacodé, 45 grammes.

Soir. Mieux; elle a des déjections alvines considérables; le foie est douloureux; matité à droite, égophonie. — Vésicatoire au côté droit.

Le 13, la face est rosée; pouls à 100; la dyspnée est moins considérable. — Purgation; vin de Bordeaux, 125 grammes.

Le 14, pouls à 90; la matité diminue; de mieux en mieux.

Sort guérie le 21.

OBSERVATION L. — *Fièvre puerpérale, forme pectorale; pleurésie double. Mort.*

Yar..., primipare, vingt-sept ans, couturière, depuis quinze jours à l'hôpital, pleure continuellement; sa mère l'a renvoyée de chez elle.

Le 12 octobre, elle accouche naturellement; diarrhée.

Le 13, face pâle, bouche amère; nous la voyons dans le service de l'accouchement; pouls à 100; douleurs dans l'hypochondre gauche.— Ipéca stibié.

Soir. Peau moite; elle va mieux; pas de dyspnée.

Le 15, sécrétion laiteuse; elle est passée au n° 22, Sainte-Marie.

Le 16, face très-altérée, frissons violents, désespoir; matité à gauche, jusqu'au scapulum; pouls très-dépressible, très-fréquent, à 140; pas de douleurs abdominales; langue pâle. — Ipéca stibié, vésicatoire, toniques.

Le 17, réaction bien marquée, elle est soulagée; orthopnée, épanchement à droite.

Le soir, mort.

Autopsie trente-six heures après la mort. — Pleurésie purulente à gauche, séro-purulente à droite; rien dans les autres viscères; ecchymoses sous la plèvre.

OBSERVATION LI. — *Fièvre puerpérale avant l'accouchement ; accouchement;*
pleurésie purulente; thoracentèse. Mort.

Chevill..., primipare, vingt-trois ans, domestique. Elle est depuis dix jours à l'infirmerie des femmes enceintes, pour de la diarrhée.

Le 10 octobre, la fièvre est intense; dyspnée; douleurs sous-sternales; pouls à 140; la face est assez colorée; constipation; matité à droite; égophonie; on entend la respiration très-obscurément, et encore au sommet. — Vésicatoire; purgatif salin; limonade sp., 2 pots.

Le 11 octobre, dyspnée, même fréquence de pouls, plus de douleurs dans le ventre; la face est pâle; les battements du cœur du fœtus ne sont pas modifiés. — Huile de ricin; limonade sp., 2 pots.

Le 12 octobre, elle accouche naturellement; l'enfant est vivant; le pouls est à 110; douleur sous-sternale; plus de murmure vésiculaire à droite; rien du côté du ventre; la dyspnée est moins considérable.

Le 13. Même état; langue blanche.

Le 14. Fièvre de lait; frisson; enduit saburral. — Ipéca stibié, *ut supra.*

Soir. Va un peu mieux; le pouls est à 100; même épanchement.

Le 15, même état. Soir, frissons erratiques.

Le 16. On pratique la thoracentèse; quelques gouttes de sérosité purulente, visqueuse; matité considérable. On agite le trocart, qui a été introduit entre le septième et le huitième espace intercostal. On pousse une injection très-légère pour dégager la canule. Pas de liquide.

Le 17, les symptômes s'aggravent; orthopnée.

Le 18, mort.

Autopsie. — Rien dans les intestins; ecchymoses sous-pleurales; cœur mou; épanchement purulent très-épais; pseudo - membranes très-épaisses; liquide d'une sérosité très-considérable; flocons fibrineux.

OBSERVATION LII. — Son enfant fut pris de pleurésie le 18 octobre. Matité à droite. — Vomitif, vésicatoire.

Bonne nourrice. Le 30, il part guéri, pas plus faible qu'un enfant du même âge bien portant. Encore un peu de matité à droite.

OBSERVATION LIII. — *Fièvre puerpérale, forme pectorale; pleurésie double. Mort.*

Brém..., vingt-six ans, primipare. Ostéomalacie, bassin bien conformé. Arrive en douleurs le 12 octobre, à sept heures du soir.

Le 13 octobre, quatre heures du matin. Accouche naturellement, très-affaiblie.

Le 17, passe à l'infirmerie. Frisson, fièvre; douleurs sous-sternales; épanchement à gauche.

Le 18, épanchement à droite; rien dans le ventre.

Le 19, mort.

Autopsie. — Pleurésie purulente à gauche; le pus est en moins grande quantité à droite; ecchymoses sous-pleurales; tous les autres viscères sains; marbrures au cou.

Son enfant fut emporté par sa mère, très-bien portant, le douzième jour de sa naissance.

OBSERVATION LIV. — *Fièvre puerpérale, forme pectorale; mort en deux jours.*

Ch..., vingt-cinq ans, primipare, entre en douleurs le 15 octobre. Elle a eu la diarrhée depuis dix jours; elle est très-pâle; elle accouche le soir même.

Le 18, sécrétion laiteuse.

Le 19. Frisson; état adynamique; le pouls petit, à 160; pas de douleurs du ventre; dyspnée; épanchement très-peu considérable à droite; face cyanosée épistaxis. — Toniques.

Le 20. Pouls à peine sensible. Mort à trois heures du matin, le 21.

Autopsie. — Épanchement de sérosité à droite, à peu près 100 à 150 gr.; ecchymoses sous-pleurales, sous-péricarditiques; marbrures de tout le cadavre, surtout au cou; rate d'une diffluence extrême; foie très-volumineux.

OBSERVATION LV. — L'enfant d'une femme très-bien portante, accouchée le 12 octobre, est prise de toux, de cyanose de la face; dyspnée, respiration très-rapide. — Vésicatoire, ipéca.

Le 13, un peu de mieux.

Le 14, diarrhée; face de vieillard, grippée; anhélation.

Le 15, mort. Péritonite commençante; pleurésie purulente.

OBSERVATION LVI. — *Fièvre puerpérale, pleurésie primitive, péritonite secondaire; mort.*

Chaul..., vingt ans, primipare, domestique, accouche le jour de son arrivée, le 14 octobre.

Sécrétion du lait le 17.

Le 20, frisson, dyspnée; rien dans l'abdomen; langue saburrale, matité à droite; frissons erratiques, yeux excavés, diarrhée. — Ipéca stibié, vésicatoire.

Le 21, même état.

Le 22, douleur dans l'abdomen, météorisme, hoquet, pouls très-petit. — Purgatif salin; vin de Bord., 125.

Le 23. Va mieux; le météorisme est moins considérable.

Le 24. Frissons erratiques se répétant, sueurs visqueuses, subdélirium, carphologie. Mort.

Autopsie. — Pleurésie purulente à droite; peu de liquide; épaisseur énorme des fausses membranes; épanchement séro-purulent dans l'abdomen; ulcérations dans l'intestin grêle, dans le gros intestin; ecchymoses sous-péritonéales, sous-pleurales; mollesse extrême des viscères; volume énorme du foie.

OBSERVATION LVII. —*Accouchement long, laborieux; version; péritonite à forme inflammatoire. Guérison.*

Pil..., giletière, vingt-cinq ans, multipare, entre, le 18, en douleurs, avec un

— 94 —

début de travail. Présentation de l'épaule. Il y a quatorze heures qu'elle souffre.
L'orifice est rigide. (Saignée, 250 gr.) Le pouls est fort, vibrant.

Sous l'influence de la saignée, le col s'efface, les membranes se rompent, l'accouchement est terminé par la version.

Le 19. Frisson, douleurs intolérables, face vultueuse; la pression exaspère les douleurs; 140 pulsations; le pouls est dur, plein; constipation. (Sangsues, 60 sur le ventre.) Les douleurs s'apaisent. — Lim. sp., laxatif; ong. bellad., 40.

Le 20. Douleurs comme la veille. (60 sangsues.) Le pouls est aussi plein, la face vultueuse, le météorisme assez considérable. — Lim. sp., 2 p.; lav. à l'huile de ricin, 32 gr.

Le 21, 60 sangsues.

A partir de ce jour, la malade alla très-bien, la fièvre tomba, et, le 3 novembre, elle sort tout à fait bien de l'hôpital.

OBSERVATION LVIII. — *Fièvre puerpérale, forme pectorale ; mort en trois jours*

Warnet...., trente ans, femme multipare de son sixième enfant, accouche le 15 octobre 1854, sans difficulté.

Tout va bien jusqu'au 19; la fièvre de lait s'est bien passée; elle allaite.

Soir. Fièvre; pouls petit, misérable; la face est terreuse; fixité du regard, frisson très-long, dyspnée, haleine froide; matité à peine appréciable à gauche. — Toniques.

Le 20. La figure est peut-être moins abattue; cyanose des extrémités; le pouls est à peine perceptible; fétidité de l'haleine, enduit saburral. — Ipéca stibié; vésicatoires ; toniques.

Le 21, même adynamie.

Le 22, mort.

Autopsie. — Épanchement séro-purulent à gauche; rien dans le ventre.

OBSERVATION LIX. — Son enfant mourut, le quinzième jour de sa naissance, d'une péritonite et d'une pleurésie purulente.

OBSERVATION LX. — Enfant d'une femme bien portante, qui est nourrice dans l'établissement; dyspnée, petite toux sèche, épanchement à gauche. — Vésicatoire ; ipéca.

Le 22 octobre, mieux.

Le 24, fièvre; l'épanchement n'a pas diminué. — Vésicatoire ; ipéca.

Le 30. Il est guéri et tette très-bien.

OBSERVATION LXI. — *Forme pectorale , délire , arachnitis suppurée.*

Carl..., vingt-trois ans, primipare, couturière, entre à l'hôpital le 17 octobre, accouche naturellement le 19 ; le même soir, elle est prise de diarrhée, de frissons.

Le 20, frissons très-violents ; fièvre, 140 pulsations ; face pâle, dyspnée légère ; rien à l'auscultation ni à la percussion.

Le 21, frissons, même état, un peu de matité à gauche, enduit saburral, délire ; la malade agite la tête, elle crie ; soubresauts des tendons, rien du côté du ventre. — Ipéca stibié ; vésicatoire ; lim. sp.

Le 22, délire, mais tranquillement, agitation seule de la tête, pleurésie à gauche, égophonie.

Le 23, épistaxis abondante ; les yeux sont agités, convulsés, comme s'il allait y avoir de l'éclampsie. — Sinapismes ; vésicatoires à la nuque, aux jambes.

Le 24, au soir, frissons, sueurs froides, urines pulvérulentes.

Le 26, mort.

Autopsie. — Pleurésie gauche, les méninges sont épaissies, pus diffus dans la cavité de l'arachnoïde.

OBSERVATION LXII. — *Forme abdominale, pleurésie, diaphorèse considérable ; phlegmon du mollet. Guérison.*

Dec..., dix-neuf ans, primipare, entre à l'hôpital le 15 octobre ; elle accouche le 25 ; très-fatiguée à son entrée à l'hôpital, elle s'est reposée, on l'a baignée, tonifiée ; pouls petit, à 120.

Le 26, au soir, frisson, douleur abdominale assez vive, enduit saburral ; facies grippé, mais pâle. — Ipéca stibié ; vin de Bordeaux, 125 gr.

Le 27, une forte diaphorèse survient, la douleur abdominale disparaît, le pouls est à 60, sécrétion laiteuse. — Toniques ; lav. émoll.

Le 30, elle est reprise de frissons ; la langue est de nouveau très-sale ; le ventre n'est pas douloureux ; dyspnée, douleur sous-sternale, signes d'épanchement à droite. — Vésicatoire ; toniques ; eau de Sedlitz, 2 verres.

Le 2 novembre, nouvelle diaphorèse, l'épanchement n'augmente pas (pot. p. de digit. à 0,10, toniques) ; le pouls est à 100.

Le 6, quelques petits frissons erratiques, douleurs dans le mollet très-vives au toucher, œdème du membre, pas de traces de phlébite ; malgré cette nouvelle complication, la peau est humide, la face est bonne. — Eau de Sedlitz, 2 verres ; toniques.

Le 10, fluctuation manifeste ; ouverture : 1250 grammes de pus concret, très-bien lié ; soulagement. — Catapl. ; toniques.

Le 15, compression méthodique ; injections de vin aromatique.

Le 10 décembre, guérison complète.

Elle sort le 20 décembre 1854, marchant en boitant très-peu.

OBSERVATION LXIII. — *Forme abdominale . pleurésie secondaire , suppuration de la saphène droite ; guérison.*

Hum..., multipare de son troisième enfant , arrive le 22 octobre ; elle accouche naturellement le jour même.

Le troisième jour de sa couche, elle est prise de diarrhée ; sécrétion laiteuse.

Le 26, enduit saburral ; phénomènes du côté du ventre ; pouls à 130, assez petit ; facies assez grippé ; prostration. — Ipéca stibié ; eau rougie sp., 2 pots.

Le 27, point de douleurs ; météorisme considérable ; 130 pulsations. — Sedlitz : toniques.

Le 28 , elle est beaucoup mieux.

Le 30. Dyspnée, fièvre ; douleur à la jambe droite. Toute la saphène est prise : matité à droite. — Vésicatoire ; catapl. ; toniques.

Le 4 novembre, l'épanchement diminue ; ouverture spontanée de deux collections purulentes situées à la face interne du condyle du fémur. — Toniques : grands bains.

Le 20, guérison.

Le 25, part guérie.

OBSERVATION LXIV. — *Forme abdominale, constipation. Guérison ; suppuration du bras gauche.*

Lim..., vingt-quatre ans, multipare, domestique, depuis deux mois à l'hôpital ; reçue pour des varices.

Le 28 octobre. Accouchement ; frisson le soir. Constipation depuis huit jours, malgré les grands bains, les purgatifs. — Ipéca stibié ; lim. sp., 2 p. ; ong. bellad., 40 grammes.

Le 29, elle a vomi beaucoup, mais n'a été qu'une fois à la selle ; le pouls est à 110. — Ong. bellad., 60 grammes ; sedlitz à 45 grammes.

Diaphorèse considérable ; la fièvre tombe.

Le 30. Frissons ; douleurs dans le bras gauche. Sur le biceps , ou sent un empâtement considérable ; fièvre, à 120 ; pas de fluctuations. — Grand bain ; catapl. ; toniques.

Le 4 novembre, tumeur, fluctuation ; ouverture : 180 grammes de pus ; la guérison alla rapidement.

Sortie guérie le 22 novembre.

TABLE.